発生学、摂食・嚥下の現場、関連研究から学ぶ

食べる・飲むメカニズム

〔編著〕
摂食研究会
氏家賢明
大野　康
日本歯科新聞社「食べる・飲むメカニズム研究班」

子育てから高齢者介助まで

口腔の生理がわかる！

日本歯科新聞社

はじめに

　ものを食べたり飲んだりするということは、口唇や歯、舌、頬、顎、口蓋、咽頭、目や手、鼻、耳、口の周りの筋肉、呼吸のほか、過去の記憶など、本当にさまざまな機能・器官などが密接に連携して行っている、複雑な行為です。
　安全な食物を選択する、エネルギーとなる食物を摂取することで、初めて生命が維持できるということから考えれば当然のこととも言えますが、脳の働きのうち、食べるために割く割合は想像以上に大きいものです。
　本書は、そんな食べる・飲むメカニズムについて、楽しく、そして深く学んでいただこうと作りました。

　第1章は、食べる・飲むに関わる心身のメカニズムの深さを、楽しく体感していただく内容となっています。介護、子育て、医療現場などで働く専門家の方々にも、現場で応用できる内容で、今より豊かな生活の実現に役立てていただけることができると考えております。
　本書のベースは、長年にわたり障害児や高齢者の摂食・嚥下の問題に取り組み、歯科だけでなく幅広い分野で高い支持を得ていた柴田浩美氏（摂食アドバイザー／歯科衛生士）が、3年間にわたるアメリカでの研修留学や、現場から得た考えに基づくもので、志半ばにして亡くなった氏の意志を継いだ摂食研究会の役員の方（保育士、歯科衛生士、社会福祉士、管理栄養士）に、全面的にご協力いただきました。
　柴田氏の下、長年摂食・嚥下について学ばれた歯科医師の大野康氏（埼玉県開業）には、「介助する方に知ってほしい心構え」についてのエッセイをご寄稿いただきました。

第2章では、食べることに関わる口周辺の働きについての情報を、発生学から最新の海外での研究まで、日本歯科新聞社「食べる・飲むメカニズム研究班」がエッセイ風にまとめました。

　第3章では、胎児の頃から人が食べる機能を獲得するまでの流れを、やはり柴田氏の下、摂食・嚥下について学ばれた歯科医師の氏家賢明氏（東京都開業）に、発生学まで掘り下げてご執筆いただきました。

　本の構成、監修など、さまざまな局面で、摂食研究会の役員のみなさま、そして摂食研究会の事務局を務める柴田健次氏、氏家賢明氏、大野康氏に多大なご協力をいただきました。心よりお礼申し上げます。

　　　　　　　　　　　　日本歯科新聞社「食べる・飲むメカニズム研究班」

目次	発生学、摂食・嚥下の現場、関連研究から学ぶ **食べる・飲むメカニズム**

第1章　　　　　　　　　　　　　　　　　　　　　　　　　　　摂食研究会

体感してみましょう！ —写真・イラストで学ぶ

1. 飲んでみましょう
    - コップで水を飲む　8
        <ワンポイント：呼吸の重要性／冷たい水、温かいお茶を飲んでみると…>
    - スプーンで水を飲む　12
2. 食べてみましょう
    - ヨーグルトを食べる　14
        <ワンポイント：目、手、口の協調>
    - ご飯を食べる　18
    - 形の異なるものを食べてみる　22
    - 姿勢を変えて食べてみる　24
        <ワンポイント：介助・姿勢の補助>
    - 五感を妨げて食べてみる　28
        <ワンポイント：介助・食欲が増す魔法／脳が最も働く瞬間は？>
3. 誰かに飲ませてもらいましょう
    - 水を飲ませてもらう　32
        <ワンポイント：介助・コップのサポートの仕方>
4. 誰かに食べさせてもらいましょう
    - 目をつぶったまま食べさせてもらう　36
    - 食事を食べさせてもらう　38
        <ワンポイント：介助・道具の角度ほか>
5. 【essay】介助する方に知ってほしい心構え（大野 康）　40

第 2 章　　　　　　　　　　　　　日本歯科新聞社「食べる・飲むメカニズム研究班」

食べる機能の雑学・研究

1. 咀嚼とは？　46
2. 空腹感と食欲　52
3. 吐き気と嘔吐　55
4. 味覚　58
5. 口唇の役割　70
6. 舌の役割　72
7. 頰の役割　76
8. 唾液の役割　78
9. 歯の役割　81

第 3 章　　　　　　　　　　　　　　　　　　　　　　　　　　　氏家賢明

胎児・乳児の口腔機能の獲得

1. 胎児の口腔機能の獲得　88
2. 乳児の口腔機能の獲得　92
3. 口腔機能 Q & A
   〔小児編〕　101
   　　Q. うまく食べられないのですが…　　Q. 偏食が出てきて困っているのですが…
   　　Q. 発音が悪いのですが…
   　　Q. ダウン症による言語障害は改善しようがないのでしょうか？

   〔高齢者編〕　105
   　　Q. 高齢の親の食が進んでいません。きざみ食、とろみ食を考えるべきでしょうか？
   　　Q. 誤嚥性肺炎を防ぐため、経管栄養を勧められているのですが…

第 1 章

体感してみましょう！
——写真・イラストで学ぶ

第1章は、食べたり飲んだりする際に、無意識に働いているメカニズムを、読者自身で感じていただく内容です。毎日、自然に行っている行為の深さ、不思議さに、驚かされることでしょう。

摂食研究会

1

飲んでみましょう(1)
コップで水を飲む

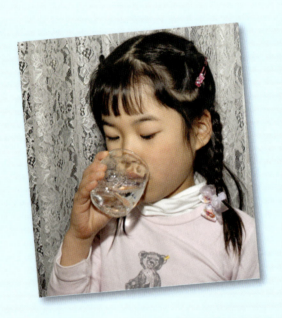

コップに水を入れて飲んでみましょう。
まず、コップの縁が当たるのは、
上唇でしょうか？　下唇でしょうか？

第1章：体感してみましょう！
摂食研究会

飲み始めと飲み終わり

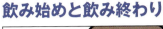

まず下唇に当たってる

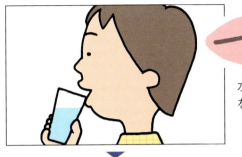

水を飲む時には、まずコップの縁を下唇の中央部に当てます。

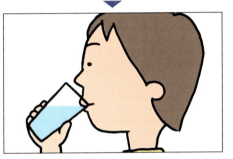

コップを傾けると同時に上唇が動き、一口量（※）の水を、息を吸いながら取り込み、口を閉じ、舌の先が上顎を押しつけながら、喉元に水を送り込みます。

（※）口の中に取り込む1回分の適量

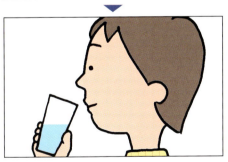

ゴクゴク飲み込んでいる時にはコップは口唇につけたままで、水を飲み込んだ後、コップは口から離れます。

これらが水を飲む時に無意識のうちに行っている一連の動き（＝飲むメカニズム）です。下唇の感覚が水を飲むための誘導をし、上唇の感覚は一口量を決める役割を果たしているのです。

確かめてみましょう！　上手に水が飲めるかな？

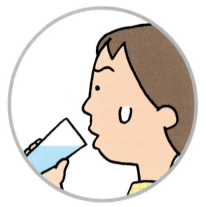

下唇の中央部に、
コップを当てずに飲めるかな？

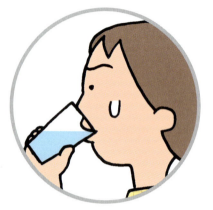

口唇の左右の角（口角）に、
奥深くコップを当てて、
飲めるかな？

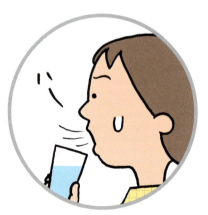

息を吐きながら、
水をうまく取り込めるかな？

いずれも
上手に飲めませんよね。
飲みづらかったり、
むせやすかったりしたのでは
ないでしょうか。

第1章：体感してみましょう！
摂食研究会

ワンポイント

❗ 呼吸の重要性

他人の介助が難しい理由のひとつに…

　水や食べ物を口に近づける直前は息を吸っているものです。

　咀嚼する時には鼻で静かに呼吸し、飲み込む時には一瞬息を止めます。飲み込んだ後、息を吐きます。

　自分で飲んだり食べたりする時には自然と行っている動作ですが、他の人に食べさせてもらったりすると、呼吸のタイミングがつかみにくくなります。介助が難しい理由は、こんなところにもあるのです。

ワンポイント

冷たい水、温かいお茶を飲んでみると…

舌の上を通る？　下を通る？

　冷たい水を飲むときは、水は舌の上をサーッと通っていきます。これに対してお茶や白湯（ぬるま湯）を飲むときは、舌の下に回るのを感じるはずです。舌の動きが変わるのです。

　これらの特性を知っておくと、例えば薬を飲むときには、粉末状と錠剤とで、飲みやすい飲み物が異なることもわかります。

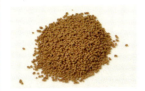
粉末状の薬は、ぬるま湯が飲みやすい

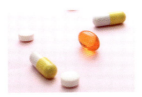
錠剤の場合、冷たい水が飲みやすい

※あくまでも飲みやすさの比較で、薬効の面での適量な温度は異なる場合があります。

飲んでみましょう (2)
スプーンで水を飲む

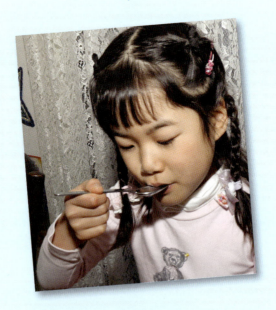

コップの中の水（他の飲み物でも可）を、
スプーンですくって飲んでみましょう。
最初にスプーンが当たるのは、
口のどの位置でしょうか？
スプーンは、どんな角度になっていて、
どの辺まで入れているでしょうか？

第1章：体感してみましょう！
摂食研究会

角度は？

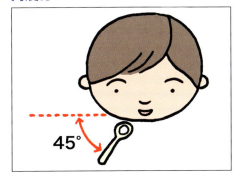

飲みやすいスプーンの角度は、利き手を使って、斜め45度ぐらいですよね（食べ物によって最適な道具の角度は異なります）。

どこに取り込んでる？

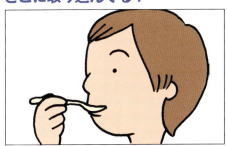

水は、スプーンが舌の先に少し当たった所に取り込むのが普通です。奥に入れると顔が上に向いてしまい、むせやすくなります。

最初に当たるのは？　口を閉じるタイミングは？

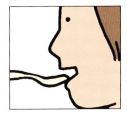 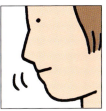

スプーンは、最初に下唇中央部に当たります。スプーンを浮かせたまま水を飲むのは難しく、危険です。スプーン（箸も同様）が近づくと、口は自然に開きます。次に下唇に触れ、舌に当たると、今度は自然に上唇が降りてきて唇が閉じます。水を飲み込む時には、必ず口を閉じているはず。ドックンと、軽くうなずきながら嚥下力を出して飲み込んでいるのです。

❷ 食べてみましょう（1）
ヨーグルトを食べる

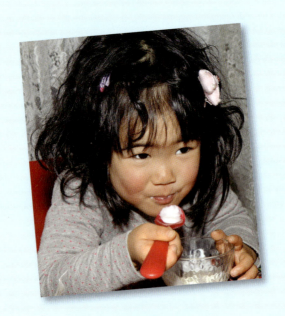

スプーンを使って、
ヨーグルト（プレーン）を食べてみましょう。
最初にスプーンが当たるのは、上唇？　下唇？
またスプーンの角度は？

第1章：体感してみましょう！
摂食研究会

食べ始めと食べ終わり

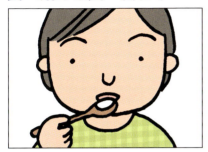

スプーンは、下唇中央部、角度は利き手45度からの位置で当てています。

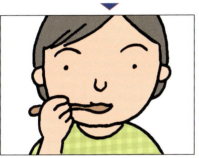

同時に上唇が動き、「口を閉じながら、ヨーグルトを取り込む」「スプーンを口から抜く」。

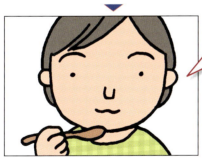

> 飲み込むときには、口を閉じてる

> 口元の近くで道具は静止してる

「舌と上顎でヨーグルトを押し上げる」「押しつぶして喉元へ送り込む」「一瞬息を止めて飲み込む」という流れをたどります。

これらがヨーグルトを食べる時に無意識のうちに行っている一連の動き（＝食べるメカニズム）です。ここでのヨーグルトはプレーンですが、果実等を入れると、また口の動きは変わってきます。

確かめてみましょう！　おいしくヨーグルトが食べられるかな？

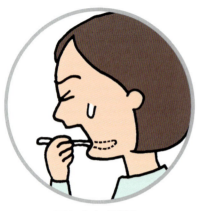

口を大きく開き、
スプーンは下唇に当てず、
口の奥にヨーグルトを
取り込んで食べようとすると⁉

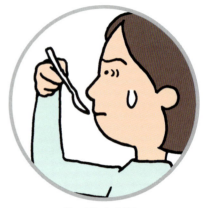

取り込んだ後、
スプーンを上唇にしっかり当て、
抜いたスプーンを目の高さまで
上げて食べてみると…

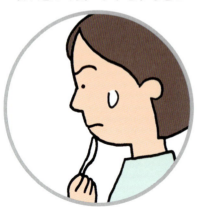

取り込んだ後、
スプーンを下唇にしっかり当て、
抜いたスプーンを胸の位置まで
下げて食べてみると…

いずれも
目、手、口の
協調運動がうまくいかず、
おいしく食べられませんよね。
スプーンの入れ方、抜き方で、
大きな違いがあるのです。

第1章：体感してみましょう！
摂食研究会

―ワンポイント―

目、手、口の協調

連動にはルールがある！

　視覚・臭覚・触覚が食べ物をとらえた時から、食べる準備は始まっています。食べ方をシミュレートし、口を開ける大きさ・形・舌の位置、またそれに見合った姿勢（首の角度）などを準備しているのです。

　目、手、口の協調から食べる認識行動を起こし、それぞれの飲食物ごとに合った角度で道具を使い、前歯・切歯、唇・舌の上、舌の下など、適切な場所に運びます。この時、口に取り込む速度や呼吸も整えています。

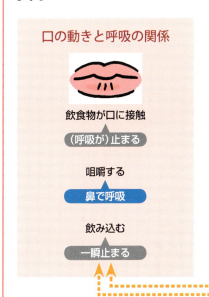

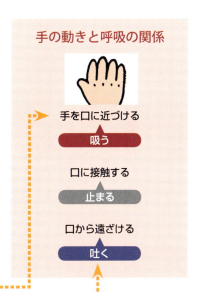

例えば、飲み込もうとしている時に、目の前で物が近づいたり遠ざかったりすると、呼吸との連動が崩れ、脳が混乱してしまう！

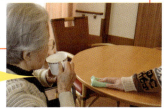

飲食中の人の目の前でテーブルを拭くなどはNG。

食べてみましょう(2)

ご飯を食べる

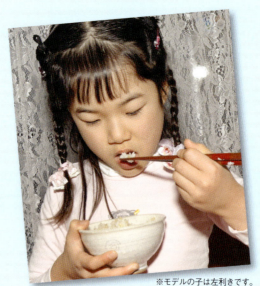

※モデルの子は左利きです。

お箸を使って、
ご飯を食べてみましょう。
ご飯はどのように取り込まれ、咀嚼し、
飲み込んでいるでしょうか？

咀嚼するまで

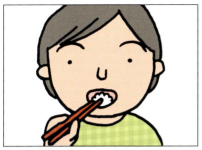

ご飯を食べる時、開口と咀嚼の働きに特徴が見られます。
箸（またはスプーン）で一口量を取り込みますが、このときの開口の形は「あ」です。

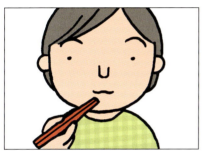

息を吸いながら舌の先の方にご飯を取り込むと同時に、口は閉じ、箸を口から抜きます。

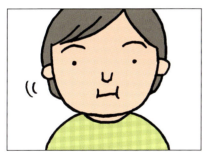

舌は、ご飯を左右どちらかの頬側に運び、静かに鼻で呼吸しながらリズミカルに咀嚼しつつ飲み込んでいきます。

これらはご飯を食べる時、
無意識のうちに行われる一連の行為です。
口への取り込み（捕食）から咀嚼、
そして次の取り込みから咀嚼までのリズムには個性があり、
咀嚼のリズムは、呼吸と深い関係があります。

試してみましょう！

スプーンを使ってご飯を食べてみる

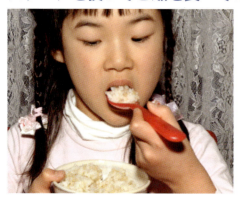

お箸と比べて、噛みやすさ、食べやすさはどう変わるでしょうか。また、他の食べ物と混ぜて食べたりすることで、味覚だけでなく、咀嚼や飲み込みにも影響があることを体感してみましょう。

※モデルの子は左利きです。

口に入れるご飯の量を変えてみる

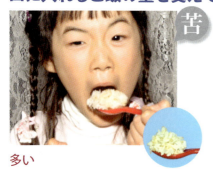

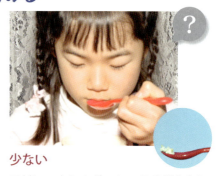

多い
口いっぱいに食べ物を頬張ると、咀嚼しにくく、舌や頬も動かすのが困難で、丸呑みせざるを得なくなるので大変です！

少ない
反対に、少なすぎても、咀嚼が進まないことがわかるでしょう。味や硬さ、大きさなどの感覚刺激を脳に伝えにくく、どう咀嚼してよいのか情報処理がうまくいかないのです。

※この本ではわかりやすいように大きくてはっきりした色のスプーンを使用していますが、「大きさは口角の幅より小さめ」「派手な色は避ける」「素材はステンレス製など感覚刺激を伝えやすいもの」「柄は握りやすく、あまり重すぎないもの」を選ぶのが望ましいでしょう。

副食との組み合わせを変えてみる

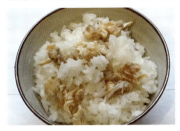

焼き魚のフレークを混ぜる
口いっぱいに広がり、右で噛んだり左で噛んだり、両方の頬を使って食べますが、あまり咀嚼しないで飲み込みます。歯がないなど、片方で噛まざるを得ない場合は、咀嚼が不完全な状態で飲み込むことに……。

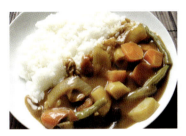

カレーライス
中身の具材や大きさによっても口の動きは変化しますが、比較的、咀嚼の負担が少なく飲み込めます。

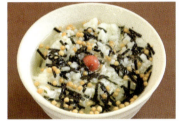

お茶漬け
のどにスルスル入ってしまい、ほとんど咀嚼の必要がありません。

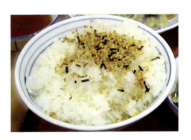

ふりかけをかける
ご飯単体のときより、口いっぱいに広がり、少しの咀嚼で飲み込めます。子どもが好む食べ方です。高齢者の場合は逆に疲れてしまい、飲み込むのに精一杯でむせやすくなります。

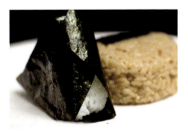

海苔で巻いたおむすび
中身や具、海苔などのついた部分とそれ以外の部分で咀嚼が変化します。手指と口唇の感覚運動で咀嚼が引き出されます。

食べてみましょう(3)
形の異なるものを食べてみる

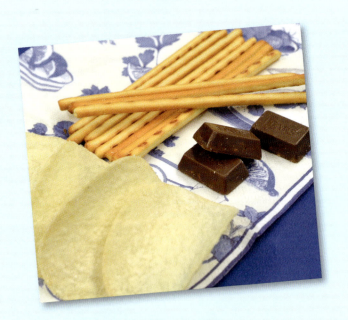

大きさや形の異なるもの、
同じ食べ物でも形状が異なるものなどを、
食べ比べてみましょう。
唇、舌、頬の動き、活躍する歯に
違いがあるのがわかるはずです。

細長い菓子

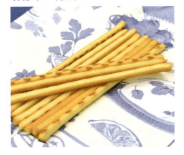

口唇と舌で固定して、前歯で「ポキッ」と折った後、口唇が閉じて、舌がすぐに片側の奥歯に運びます。まず片側の奥歯で噛んだ後、左右に振り分け、さらに細かく砕いていきます。舌は食べ物を移動させたり、歯についた食べ物をはがしたり、忙しく働いているのがわかります。頬も膨らんだりへこんだりしながら、歯の上に食べ物を戻す手伝いをします。

横に広い菓子

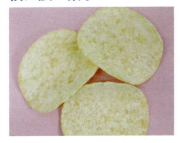

形に合わせて口を開き、口唇と舌で挟み、前歯を使って「パリッ」と折り、舌を使って口の中に取り込んだ後、奥歯で噛み砕き、舌と頬の助けを借りながら細かくしていきます。

大きさの異なるリンゴ

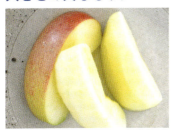

櫛形
同じリンゴでも、大きく切った櫛形の方は、前歯で一口大に噛み切り、舌が奥歯に運び、咀嚼します。

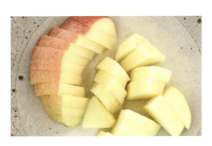

銀杏切り
一口大に小さく切った銀杏切の方は、いきなり喉元に行かないよう、舌の先と上顎の前で抑えてから、舌で奥歯に運び、咀嚼を始めます。

食べてみましょう(4)
姿勢を変えて食べてみる

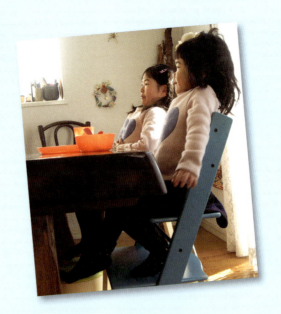

食事をする時に、「姿勢を正しく」といえば、
マナーの話と考えるでしょう。
しかし実は、姿勢によって、
飲み込みやすさが変わるだけでなく、
味も変わるのです。

どんな姿勢が飲み込みやすい？

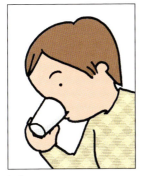 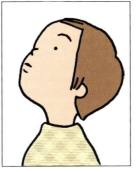 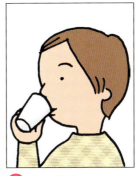

✗ 前のめり　　✗ 顎が上がっている　　○ まっすぐ

姿勢を変えて、コップで水を飲んでみると、飲む時に軽くうなずきが出るような状態が最も飲みやすいはずです。

その時、味は？

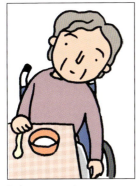 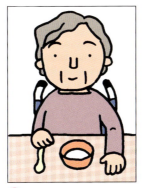

✗ 肩が下がっている　　○ 肩の均衡が取れている

食べ物は正しい姿勢で食べると、口がバランス良く働き、口の中でまとまりやすく、飲み込みやすくなります。しかし、前のめりのまま食べると、下の前歯付近にとどまるため、味覚が半減します。味覚を感じる受容体は、口の広範囲にありますが、姿勢が偏ると、その一部にしか食物が届かないからです。また、腕をダラーンと下げた状態と、テーブルの上に腕を載せた状態とを比べてみても、口の中での食塊のまとまり方と味に差があることがわかります。

どっちの姿勢が食べやすい？

次は、もっと細かい部分に注目してみます。足の裏、手のひらまでが食べやすさに関係していることに、驚かされることでしょう。

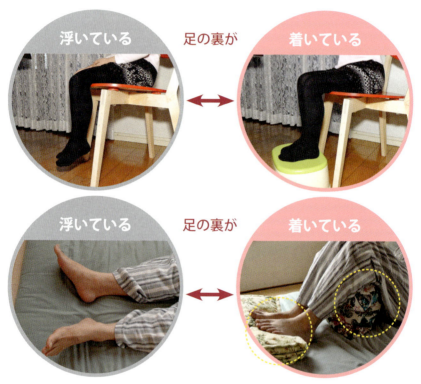

椅子に座っている状態、ベッドで横になっている状態、いずれも足の裏が浮いた状態では、「ゴックン」と飲み込むのが難しく、誤って、気管に入りやすくなります。写真のようにクッションなどを使って足の裏を着けることは、食べるという行為にとって想像以上に大切なのです。

ワンポイント
介助・姿勢の補助
タオルを使って…

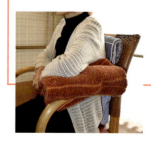

第1章：体感してみましょう！

摂食研究会

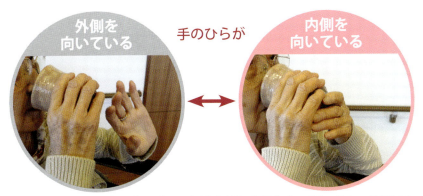

食べたり飲んだりする時、手のひらは自然に内側を向いています。外側に向けて飲もうとすると、とても難しいはず！

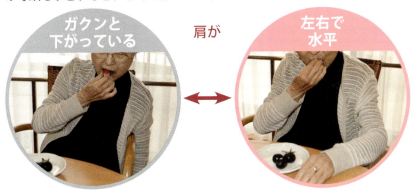

肩が下がっている場合、下がっている方の腕をテーブルの上に載せて水平にするだけで、飲み込みやすさだけでなく、味の広がり方までアップします。

> 被介助者が、食べる時に前のめりになってしまう場合は、以下の点に気をつけましょう。「足裏が（床に）着いているかどうか確認する」「椅子、テーブルの高さを調整する」「タオルやクッションを首や腰に当てたりして、姿勢を整える（首の角度は、最低でも水平に対して30度以上になるように）」「手を中央に置き、お腹に手を添えて少し力を加えることで、身体を起こす」。

食べてみましょう (5)
五感を妨げて食べてみる

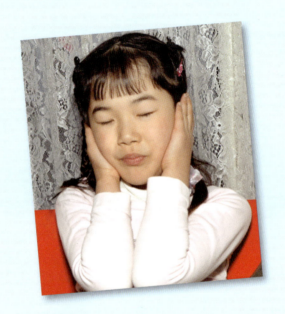

目をつぶってみる、耳をふさいでみる、
鼻をつまんでみるなど、
わざと五感を妨げて食べてみましょう。
味や噛みやすさはどう変わるでしょうか？

目をつぶって食べてみる

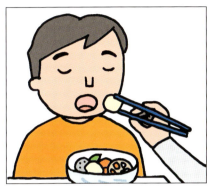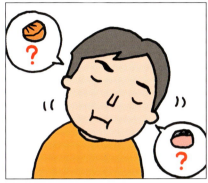

目をつぶった状態で、何かを食べさせてもらってみてください。何を食べているかわからない状態で、味はどう感じるでしょう。咀嚼はスムーズにできるでしょうか。

鼻をつまんで食べてみる

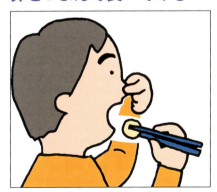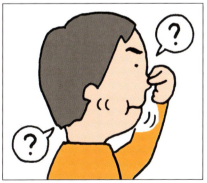

風邪を引いて鼻がつまった時に味がしなくなる……、そういう経験をした人は少なくないでしょう。味は舌で感知するといわれているのに、鼻をつまむと途端にものの味がわかりにくくなります。

耳をふさいで食べてみる

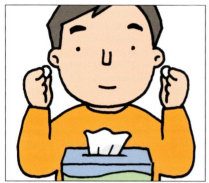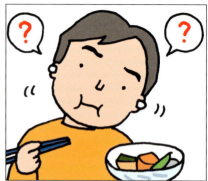

耳の中に、ティッシュペーパーを入れ、耳をふさいだ状態で食事してみてください。味がわかりにくくなり、食べ続ける気力も失せてしまうのではないでしょうか。

ワンポイント

介助・食欲が増す魔法

五感の衰えを、別の刺激で補う

食欲がないというと、とたんに「おかゆにする」など、形状の問題に解決策を求めがちです。しかし、例えば高齢者では、耳が遠いなど、感覚機能が低下していることが原因と思われるケースがあります。

そのようなケースでは、オレンジやシソ、生姜、お味噌汁など、香りの強いものの匂いを嗅がせ、感覚を刺激すると、食欲が急に増すことが少なくありません。

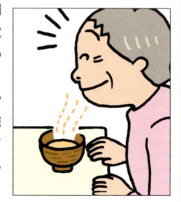

第1章：体感してみましょう！
摂食研究会

ワンポイント

脳が最も働く瞬間は？

生体にとって安全な食べ物か!?　どう食べるか!?

　食べるという行為の中で、脳が最も働くのは、食べ物を口に入れた瞬間です。匂い、量、形状、固さ、味など、たくさんの情報が脳に向かって流れるからです。

　「これは生体にとって安全なものなのか？」という命にかかわる事柄から、「これは自分が過去に食べたことがあるものか？」「これは自分が好きな味か？」「熱いのか、冷たいのか？」「どこでどんなふうに噛む必要のあるものか？」など、一度にさまざまな判断が求められるわけですから当然のことといえます。

　そのため、騒音の環境下であったり、この時に他者から話しかけられたり、目の前で物がチラついたりするなどは、脳が情報処理をする上でかなり負担になります。

食べている人の目の前で手を動かす
NG 食べている間に、皮をむいておいてあげよう

食べている時に声をかける
NG たくさん食べてねー！

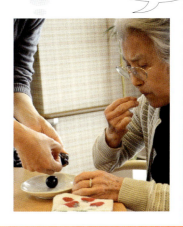

　感覚機能が低下している高齢者の場合、過去の記憶に助けられて、好きなものを楽しめたり、適切な咀嚼ができたりします。

　周りから見るとおいしそうなものであったり、噛みやすそう、飲み込みやすそうと感じるようなものであったりしても、目新しいものを食べるのは、負担になってしまうのです。

③

誰かに飲ませてもらいましょう

水を飲ませてもらう

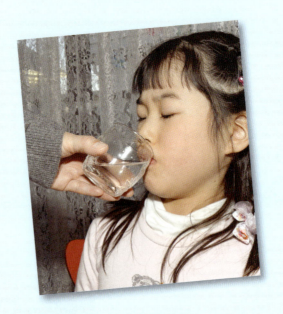

今度は介助される立場を体験してみます。
誰かに（できれば目をつぶった状態）で、
水を飲ませてもらいましょう。
最初にコップを当てるのは、
どの部位だったでしょう？

水を飲ませてもらう

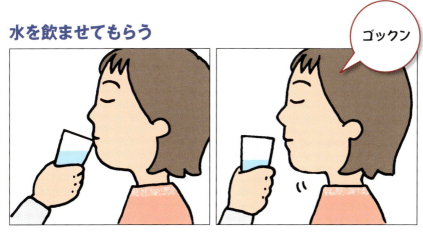

コップの場合
コップがどんなスピードで近づいてくるのか、どこに接触するのかわからず、「怖い」と感じるのではないでしょうか。9ページを参考に、まずは下唇につけてもらうと飲みやすいと感じるでしょう。もし中身がわからなかったら、もっと恐怖を感じるはずです。「冷たいお水ですよ」「温かいお茶ですよ」などの声がけをしてもらうと、口の準備ができますよね。

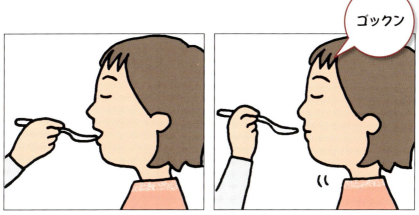

スプーンの場合
口を開けたまま、どこにスプーンが接触するのかわからなければ、やはり怖いと感じるでしょう。スプーンを舌先と下唇に触れてもらうようにすると飲みやすくなります。呼吸のタイミングにも配慮が必要になります。

「上方向」「下方向」からコップを近づけてもらう

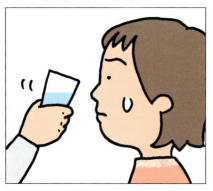
上方向から

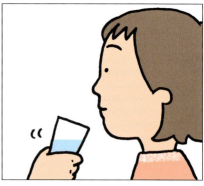
下方向から

今度は目を開けた状態で、コップを上方向から近づけてもらった場合と、下方向から近づけてもらった場合とを比べてみてください。上方向から近づけると、「怖いな」と感じる人が多いはずです。

「右方向」「左方向」から近づけてもらう

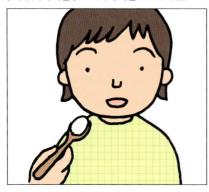
右側から

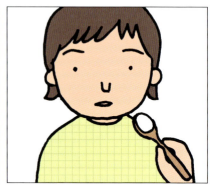
左側から

スプーンを右方向から近づけてもらった場合と、左方向から近づけてもらった場合とを比べてみてください。右利きの人は右から物が向かってくることに慣れているので、左から近づけると違和感があるかもしれません。

第1章：体感してみましょう！
摂食研究会

ワンポイント

介助・コップのサポートの仕方

「本人の手」をサポートする

　腕の力が極度に弱っている高齢者がコップを使って水を飲んだり、うがいしたりする場合、代わりにコップを持ってあげるほうが親切に思えることでしょう。

　しかし実は、本人にコップを持ってもらい、それをサポートしてあげるほうが、前述した手と目と口の協調によって、口に入ってくる水の量などがつかみやすく、呼吸の調整もしやすくなります。

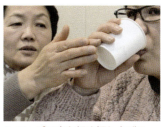
A. コップの底を軽く押し上げる

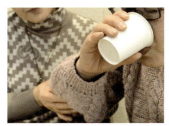
B. コップを持つ手の肘を支える

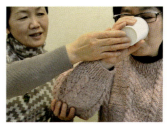
C. AとBを同時に行う

他の人に食べさせてもらうことで、
どのようなところで不安になるかなどがわかりますよね。
自分がどのように食べたり飲んだりしているかを確認することは、
誰かを介助することになったときの
大きなヒントとなるでしょう。

4 誰かに食べさせてもらいましょう（1）

目をつぶったまま食べさせてもらう

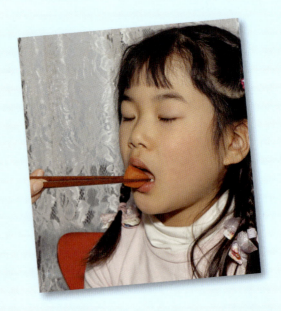

目をつぶったまま、
何が口に入ってくるのかわからないまま、
食べさせてもらったら、どう感じるでしょう？
味はどうでしょう？
スムーズに咀嚼できるでしょうか？

「見えない」「わからない」状態では…

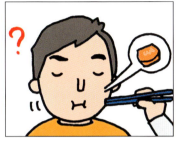

煮物？

人参やジャガイモといった、食べ慣れたものであっても、味だけで食べ物を当てるのは想像以上に難しいものです。

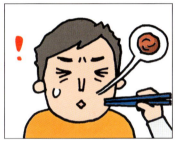

梅干 ※実際に試すのはお勧めできません

梅干など極度に酸っぱいものは、目にした時から酸っぱさを薄めるために唾液が準備を始めたり、直接、舌に載せないように工夫したりするものです。事前にそうと知らされずに口に入れてしまうと、びっくりして吐き出したくなるかもしれません。

「見えない」けど「わかる」状態では…

今度は、「肉じゃがを口に入れますよ」などと声をかけてもらった後に口に入れてもらうと、ジャガイモや肉の味がしっかりわかり、食べ方も、脳が食べ物を認識した時から、口の形や舌の位置などを準備し始めることがわかります。

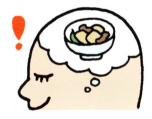

何かわからないものを食べさせられると脳は警戒し、恐る恐る噛むことになり、咀嚼するのに時間がかかります。情報をキャッチするのに必死で、食べている時に話しかけられても、受け答えもスムーズにいかないはずです。

誰かに食べさせてもらいましょう（2）

食事を食べさせてもらう

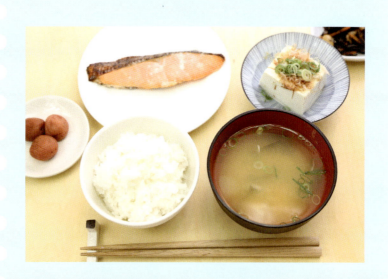

まずは、何もリクエストしないで
食べさせてもらってみましょう。
どんな違和感を抱くでしょうか。
　食べる順番は？　一口量は？
　口に入る角度は？　ペースは？

食べる順番は？
何から食べ始めるかについては、個人差があり、その日の気分や体調によっても左右されます。「まずお味噌汁を一口飲む」という人もいれば、「お豆腐から食べたい」「味が濃いものの場合、続けてすぐにご飯を食べたい」といった人もいますよね。希望と違うものを口に近づけられると、それだけで食欲が落ちてしまうかもしれません。

一口量は？
一度にたくさんの量を入れられると、「咀嚼しにくい」、また、逆に少なすぎても、「食べた気がしない」「咀嚼が進まない……」などの不満を抱くかもしれません。

口に箸を近づける角度は？
自分で食べる場合、食べ物によって口に入れる角度や置く場所は変えているものです。まず舌の上に載せたい、前歯で噛み切りたい、奥歯で噛み切りたいなど、最初に接触する場所が異なるのです。

ペースは？
急がされるともちろん落ち着かないのですが、どんどん続けて食べたい人は、ゆっくり食べさせられると食べた気がしないかもしれません。

ワンポイント

介助・道具の角度ほか

箸の角度・水分などの配慮

　食べ物により最適な箸の角度は異なります。わからない場合は、自分で試してみましょう。

　感覚機能が低下している高齢者では、焼き魚などは、良かれと思って細かくほぐしてしまうと、水分が飛んで飲み込みにくくなるので注意が必要です。

介助する方に知ってほしい心構え

大野デンタルクリニック(埼玉県) 大野 康

双方向の意識で関わる

口は人間性を表すところ。
口や食は誰のものでもない、その人のもの。

これは、介助する方に知ってほしい心構えとして、20年前に柴田浩美先生から教わったことです。

介助する側の方は「自分が優位」と錯覚しがちですが、人と人が双方向で関わるのが介助で、相手の協力・信頼が不可欠です。

そして、信頼関係を築くのに必要なコミュニケーションは、言語的なものより、実は非言語的なものにこそ本質があると考えています。

「意味不明なことをいっているということは、何もわかっていないのだろう」「話せない人は何も感じないのだろう」といった先入観を持ってしまうことがありますが、相手を受け入れるチャンネル(意識や覚悟)を持つことが大切です。

「この人は私を理解しようとしてくれている……」。ここから安心感が生まれるのではないでしょうか。

相手とうまく関われないと感じるとき、見えたことだけで判断せず、裏側にある本質に思いを馳せてみてはいかがでしょうか(肝心なことは目に見えない—これも柴田先生の教え)。

呼吸のリズムに寄り添う

口の働きは感覚と筋肉の動きから生まれ、ベースに呼吸のリズムがあります。

安心感は安定した鼻呼吸から生まれます。実際に水を飲む際、コッ

プが口に近づくと鼻から息を吸い、飲み込む瞬間は息を止め、飲み込み終わると息が吐き出されます。相手が今どんな呼吸かに寄り添えれば、心地良い介助ができます。

逆に呼吸を無視した介助では、むせる、食べる意欲が減退する、ということにつながることも。

気持ちに余裕を持ち、自分の呼吸を整えると相手の呼吸も見えてきます。

ハブラシも口に向かうと息を吸い、みがく間は鼻呼吸で、口から出すと息が出ます。リハビリテーションブラッシング※（次ページ参照）では、ハブラシの出し入れひとつで呼吸を整えることができます。

体の不自由な方は、不快なことを何倍にも拡大して教えてくれます。介助する方は、まずは自分の体で会得してのぞんでみましょう。

無理やり…はNG

極論をいうと、愛のない介助は暴力ともいえます。仮に、「身体のために、何とか食べさせないと！」という、相手のために良かれと思って行うことでも、無理やり口を開いたりといった、相手が望んでいないことをすれば、それも立派な暴力です。

口や食は信頼関係を築きやすく（同じ釜の飯を食った仲）、逆に壊すのも容易（食い物の恨みは恐ろしい！）ということを肝に銘じてみてください。

最後に、冒頭で述べた言葉を、もう一度振り返ってみましょう。

口は人間性を表すところ。
口や食は誰のものでもない、
その人のもの。

実践してみていただければ幸いです。

※ リハビリテーションブラッシング：柴田浩美氏による造語。通常のブラッシングの目的は口腔清掃ですが、リハビリテーションブラッシングは、ハブラシを使用し、口腔のマッサージや刺激により、口腔の感覚機能・運動機能を整える目的で行うものです。

ハブラシ1本でできるこんなこと!

● 緊張をほぐす

呼吸の原則を考慮し、ハブラシをゆっくり入れたりゆっくり出したりするだけで、呼吸が整い、緊張をほぐすことができる。

呼吸の原則

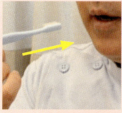

口に近づける
＝吸う

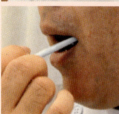

歯に接触する
＝止まる

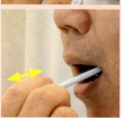

動かし始める
＝鼻でゆっくり呼吸し始める

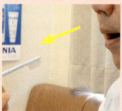

口から遠ざける
＝「フーッ」と息を吐く

● 飲み込み(嚥下)を誘発

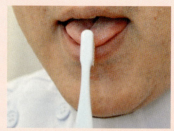

軽く舌尖を触る
▶終わると、舌尖を口蓋につけたくなる

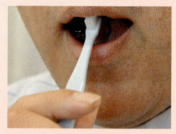

軽く前歯の後ろを触る
▶終わると、舌尖を口蓋につけたくなる

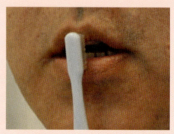

上下の唇を同時に軽く刺激する
▶口を閉じたくなる

全て嚥下を誘発する動作

〔参考文献〕柴田浩美『柴田浩美の摂食の基本と口腔のリハビリテーションブラッシング』医歯薬出版、2004

第1章まとめ

　第1章では、さまざまな体験を通して、歯、舌、顎など、口の機能だけで食べているのではなく、また、全身（姿勢、呼吸等）、心理、食環境の状態によっても大きく左右されることがよくおわかりいただけたと思います。

　私たちが当たり前に行っている食べたり飲んだりする行為は、母親の胎内にいる時からすでにその能力の獲得が始まっていて、誰もが共通して持っているメカニズムによるものです（詳細は3章）。

　まだ機能を獲得する途中の子どもでも、どこかの機能が低下している高齢者でも、食べるという行為の仕組みは同じです。

　子どもや高齢の方の食をサポートする場合、食べる・飲むメカニズムの基本を意識し、自らが持つ力を引き出せるよう、その人の立場に立って行うことが何より大切です。

　誰もが毎日、「食」に向かい合っています。「食べる」「食べさせてもらう」などの行為……。ここで体験されたこと、感じていただけたことをもとに、今よりもいっそう人と人とのふれあいが生まれるような「食」が広がっていけば幸いです。

（摂食研究会）

〔参考文献〕
柴田浩美「口から考える全人的ケア」医歯薬出版、月刊総合ケア1994.1～12月号連載
柴田浩美『食べる力をとりもどす－摂食障害へのアプローチ』雲母書房、1998
柴田浩美『柴田浩美の摂食の基本と口腔のリハビリテーションブラッシング』医歯薬出版、2004
柴田浩美『柴田浩美の高齢者の食事介助を考える』医歯薬出版、2002
柴田浩美『柴田浩美の高齢者の口腔ケアを考える』医歯薬出版、2003
柴田浩美、柴田浩美講演シリーズ2『実習から学ぶ高齢者のやさしい食事介助』グーハウス、2004
摂食研究会「体感！『食べる』『飲む』メカニズム」、『アポロニア21』2012.3月号、日本歯科新聞社
大野康「在宅ケア連携の今」、『アポロニア21』2012.11月号、日本歯科新聞社

第2章

食べる機能の雑学・研究

食べたり飲んだりする機能に関わる興味深い研究結果が、国内外を問わず、次々と発表されています。この章では、第1章で紹介した経験則による知見を裏付ける研究や、それぞれの器官の働きなどを紹介します。

日本歯科新聞社「食べる・飲むメカニズム研究班」

1 咀嚼とは？

　咀嚼というと、歯で食物を噛む……というイメージしか思い浮かばない人も少なくないかもしれませんが、実際にはそれよりはるかに複雑なものです。それでいて、例えば「書く」といった行為とは異なり、他の動作をしながらでも反射的に行うことができるという特徴があります。いったい咀嚼とはどのようなプロセスなのでしょうか。

複雑かつ巧妙な協調で行われている

　咀嚼とは、視覚でとらえた食物を、手や道具などでつかんだ感覚、そして、口唇・舌・頬・口蓋に当たった感覚、歯で噛んだ感覚や音、そして匂いなどから、大きさ・硬さ・味・鮮度などの情報を確認し合いながら行う一連のプロセスです。口唇・舌・顎・頬・口蓋、唾液腺といったさまざまな器官が複雑かつ巧妙に協調しながら、それぞれに合った強さ・動きで歯の咬合面に戻したり、口の中の空間を狭めて食物をまとめたり、移動したりしながら、呼吸とも連動し、噛み切り、噛み砕き、すり潰して「飲み込みやすい食の塊」を作っていきます。
　食物は、噛み砕くことで表面積が増え、物質的にも変化し、消化しやすくなります。「唾液を使って食物を殺菌する」「唾液を出して食物が口の中を流れやすい環境を作る」「味覚の受容器（味蕾）がキャッチできるように、唾液を使って食物を水溶性にする」「リンパ液や血流を促進することで代謝を亢進し、細菌繁殖を抑制する」なども併せて行われています。
　原則的には、食物は小さくなるにつれて、前方から後方の歯（第一大臼

> ## よく噛めない人は低栄養
>
> 　厚生労働省が2013年11月に実施した「国民健康・栄養調査」の結果によると、よく噛める人は低栄養の割合が低い傾向にあることが明らかになりました（有効回答3,493人／70歳以上の男女）。
>
> 　また、噛んで食べる時の状況別に、低栄養傾向にある人がどれぐらいいるかの割合を調べた結果では、「何でも噛んで食べられる」とした回答者の中の低栄養傾向だった人の割合が15.0％だったのに対し、「一部噛めない食べ物がある」群では20.3％、「噛めない食べ物が多い」群では32.9％、「噛んで食べることはできない」群では62.5％と、噛めない食べ物がより多くなるほど低栄養傾向になる割合も高くなっていました。

歯が中心）へと移動していきますが、軟らかいものは、舌と口蓋で押しつぶすだけのこともあるなど、その工程は一律ではありません。

　咀嚼することで、食物は化学的・物理的に変化していきます。食物が飲みやすい形にまとまると、咽頭に送られて飲み込みます。

　やはり、これだけ複雑なことをするためには訓練が必要で、その訓練はお母さんのお腹にいる頃から始まっています（詳細は第3章）。

運動機能だけでは噛めない！

　医療従事者であっても、きちんと口に合う義歯（入れ歯）さえ作れば噛めるようになると誤解している人が少なくないようですが、たとえ運動機

能が正常でも、感覚刺激を受け取る機能に問題があると咀嚼することはできません。

　飲食の際には、目、手、口唇、舌、口腔内粘膜などの感覚受容器を通して受け取った「触覚」「痛覚」「温・冷覚」「圧覚」「味覚」「視覚」「嗅覚」といった情報に基づき、意識しなくても口が自然に働いています。歯が揃っていて、顎、舌、口唇などの運動機能に全く問題がなくても、感覚機能に問題があると、運動機能がうまく引き出されなくなってしまいます。

　例えば、視力や味覚が低下し、今何を食べているのかという情報が脳に伝わらなくなると、どの機能をどのように働かせればよいのかという指令が送れず、スムーズに咀嚼や嚥下が進みません。

ペンフィールドの地図

　カナダの脳神経外科医のワイルダー・ペンフィールドが、体の各部位からの入力が、大脳皮質のどの部分に投射されているか、実験で得られた結果を示したもの。

　大きく描かれている部位ほど、脳皮質面積の割り当てが広い、つまり感受性や運動分解能が高いことを示す。これによると、手や口の割合が圧倒的に大きいことがわかる。

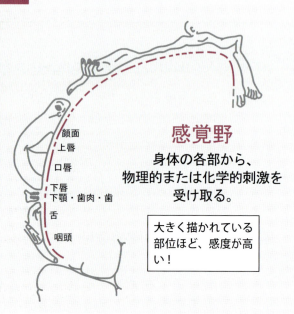

顔面
上唇
口唇
下唇
下顎・歯肉・歯
舌
咽頭

感覚野
身体の各部から、
物理的または化学的刺激を
受け取る。

大きく描かれている
部位ほど、感度が高
い！

歯科医院で麻酔の注射をした後はうがいをするのが難しくなるように、皮膚感覚が麻痺していると、咀嚼はうまくいきません。食べる量が少なすぎるだけでも、舌や口腔内粘膜、歯根膜などへの感覚刺激が足りず、運動機能が発揮されないことがあります。

　食べる際には、「一次感覚野」「一次運動野」「捕捉運動野」「視床」「島皮質」「小脳」「前頭前野」など、脳のさまざまな部位が顕著に活性化することが明らかにされつつあります。

　また、舌、頬、口唇、歯などが同時に動いているにもかかわらず、舌を噛んだり、頬を噛んだりすることがないのは、脳の連合野（感覚情報の処理・統合を行う）が連携をうまく調節しているためです。

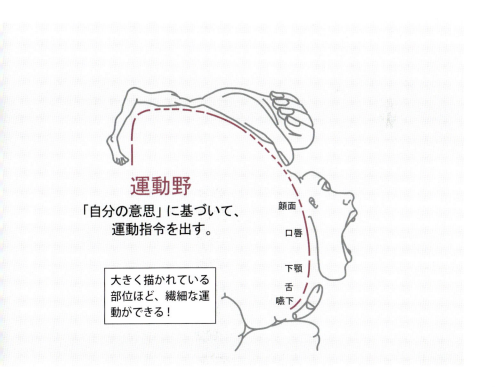

運動野
「自分の意思」に基づいて、運動指令を出す。

顔面
口唇
下顎
舌
嚥下

大きく描かれている部位ほど、繊細な運動ができる！

「食べる」に関係する筋肉・神経

　食物を口に入れるための開口準備から飲み込むまで、咀嚼筋群のほか、顔面、舌、咽頭だけでなく、首や肩、お腹までさまざまな筋肉が収縮しています。

　また、それらがうまく協調して働けるように、主に脳神経が、口の中の情報を脳に伝える役割を果たしています。

　主な口の動きと、それに関係する筋肉や神経は**下表**の通りです。

口の動作と関係する主な筋肉

動作	働いている筋肉
口を閉じる	咬筋、側頭筋、外側翼突筋（上頭）、内側翼突筋、口輪筋、頬筋 など
口を開く	顎舌骨筋、舌骨上筋、舌骨下筋、オトガイ舌骨筋、顎二腹筋（前腹、後腹）、外側翼突筋（下頭）など
咀嚼する	咬筋、側頭筋、外側翼突筋、内側翼突筋、開口筋、口輪筋、頬筋、顎舌骨筋、オトガイ舌骨筋、顎二腹筋 など

口の感覚や運動と関係する主な神経の働き

神経	口に関連する主な働き
三叉神経	頬・口唇・歯・歯肉・口蓋・舌前方2/3などの知覚、咬筋などの咀嚼筋支配
顔面神経	表情筋の運動、舌前方2/3の味覚、顎下腺や舌下腺からの唾液分泌
舌咽神経	舌後方1/3の知覚・味覚、咽頭粘膜の知覚、耳下腺からの唾液分泌
迷走神経	舌根、咽頭と喉頭の知覚・味覚、嚥下・嘔吐反射
舌下神経	舌の運動、嚥下・嘔吐反射、呼吸

表の参考文献：渕端孟、祖父江鎭雄、西村康 監修『イラストでわかる歯科医学の基礎』永末書店、2010 他

感覚情報が誘発する運動機能

　感覚刺激が運動機能を引き出す例は以下の通りですが、どの経路を通って脳に伝わるかは一定ではないようです。

- 下唇を刺激 ➡ 口唇や顎などが緩んで、口が開く準備に入る
- 上唇を刺激 ➡ 口が閉じ、舌が口蓋につき、飲み込む準備に入る
- 誤って舌や頬を噛む ➡ それ以上は噛み込まずに、途中で口が開く（顎反射）
- 味覚の刺激 ➡ 酸味の強い食物を摂取すると、唾液の流量が増える
- 咽頭後部に食物が当たる ➡ 小さいと"ゴックン"という嚥下反射が起き、大きいと嘔吐反射が起こる

〔参考文献〕
植田耕一郎、佐藤巌「歯とお口のことなら何でもわかるテーマパーク8020」日本歯科医師会HP、2014.12閲覧
小野塚實『噛むチカラで脳を守る』健康と良い友だち社、2009
山村千絵ら『食べる』新潟大学大学院医歯学総合研究科、2002
山田好秋、塩澤光一、新井映子／日本咀嚼学会 編『咀嚼の本』財団法人口腔保健協会、2006
中山渕利「摂食場面を観察してみよう」、『日本歯科評論』2015.2月号、ヒョーロン・パブリッシャーズ
ジェニファー・アッカーマン『からだの一日・あなたの24時間を医学・科学で輪切りにする』早川書房、2009
「噛める人は低栄養割合低く」、『日本歯科新聞』2014.12.16（1）
二木武、帆足英一、川井尚、庄司順一 編著『新版 小児の発達栄養行動―摂食から排泄まで／生理・心理・臨床』医歯薬出版、1995
渕端孟、祖父江鎭雄、西村康 監修『イラストでわかる歯科医学の基礎』永末書店、2010
柴田浩美『柴田浩美の摂食の基本と口腔のリハビリテーションブラッシング』医歯薬出版、2004
柴田浩美『食べる力をとりもどすー摂食障害へのアプローチ』雲母書房、1998
日本咀嚼学会 編『咀嚼の本』口腔保健協会、2006
北川公路「老年期の感覚機能の低下―日常生活への影響」、『駒澤大学心理学論集（KARP）』No.6、2004
Mary Soltesz Sheahan, Nancy Farmer Brockway, Jan Stephen Tecklin edit., The High-Risk Infant, *Pediatric Physical Therapy*, 1998

2 空腹感と食欲

　食べる上での最も重要な原動力である、空腹感と食欲について考えます。この2つの違いは？

空腹感と食欲の違い

　「別腹」といった言葉があるように、満腹でも、好きな食物を見たり匂いをかいだりすると、食欲が湧くことがあります。逆に空腹でも、「嫌いなもの」「鮮度が悪い」「お店が不潔」「苦手な香辛料の匂いがする」「器が安っぽい」といったことを感じただけで、食欲がなくなることもあります。

　つまり、空腹感と食欲は異なるもので、通常は区別されます（右ページ図）。しかし、これには複雑な要素が絡み合っており、空腹感と食欲の完全な区分は難しいようです。

　ハーバード大の内分泌学者らの研究によって、口、胃、小腸、肝臓、血中などに、食事ごとにせわしなく働く、食欲や満腹感を制御する数十もの化学伝達物質の存在が確認されています（グレリンなど：菱脳（りょうのう）が信号を受け取る）。

　これらは短期的な働きを担うものですが、体内の脂肪の蓄積量が少なくなると食欲を増進させる、長期的なスパンで調整を行う化学物質もあるようです（レプチンなど：視床下部が信号を受け取る）。

　空腹感や食欲は、このような短期的制御と長期的制御の両方が介在する複雑なシステムなのです。そのため、全ての機序が解明されたとはい

えないかもしれません。

先天的な欲求？

　空腹感が身体にもともと備わったメカニズムであるのに対し、食欲の方は「乳を欲する」「飲むことで満たされる」という繰り返しで発達します。「お正月になると、お餅が食べたくなる」「あの食べ物を食べた後に体調が悪くなったことがあり、どうも食べる気にならない」といったよう

空腹感と食欲

空腹感 （生理的・身体的要求）	先天的・遺伝的な神経系の生理機序による
食　欲 （心理的・情緒的欲求）	後天的な経験や脳の作用により形成 （過去に味わった経験、期待感、恍惚感）

満腹感や食欲に関係あるとされる主な要素

・血中のグルコース、インスリン、アドレナリン、グルカゴン、遊離脂肪酸
・甲状腺から分泌されるカルシトニン
・主に胃、小腸上部から分泌されるグレリン
・肥満細胞から分泌されるレプチン
・胃の収縮
・脳内のヒスタミン
・体内水分量　　など

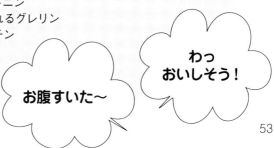

に、過去に味わった経験などが深く関係するのです。

また、食欲は味や匂いと関係が深く、神戸大らのチームのハエを使った研究（62ページ参照）では、匂いの情報を伝える神経の一部が味の情報が集まる脳の領域に達し、味を感じる神経と近接していることが明らかになっています。

味や匂いによって食欲が大きく左右されるということは、それらが身を守るために重要な信号だからということがいえるのではないでしょうか。

よく噛むと満腹中枢が刺激される

よく噛んで食べると満腹中枢が刺激され、食べる量が抑えられるという話があります。大分医科大の坂田利家名誉教授の研究では、これには神経ヒスタミンが関わっているとされています。よく噛むと中脳にある咀嚼中枢が興奮し、視床下部に伝達されます。すると神経ヒスタミンが量産され、それが脳全体に伝搬されます。満腹中枢には神経ヒスタミンの受容体が多いため、興奮し、満腹感がプラスされるということです。ちなみに神経ヒスタミンは、同時にエネルギーの燃焼も促します。

また、咀嚼の単調なリズム運動が、脳内にセロトニンという神経伝達物質を増やし、満腹中枢を刺激するという説もあります。

〔参考文献〕
二木武、帆足英一、川井尚、庄司順一 編著『新版 小児の発達栄養行動―摂食から排泄まで／生理・心理・臨床―』医歯薬出版、2004
坂田利家「よく噛んで味わって食べる効用」花王健康科学研究会HP、2015.1閲覧
ジェニファー・アッカーマン『からだの一日・あなたの24時間を医学・科学で輪切りにする』早川書房、2009
日本咀嚼学会 編『咀嚼の本』財団法人口腔保健協会、2006

第2章：食べる機能の雑学・研究
日本歯科新聞社「食べる・飲むメカニズム研究班」

3 吐き気と嘔吐

吐き気や嘔吐という言葉に良いイメージはないかもしれませんが、身体を守るための重要な働きのひとつです。身体の防御反応によって食物を吐き出す仕組みなどについて考えてみます。

吐き気を催すのは？

食物などを口に入れた瞬間、または飲み込んだ後に「腐っているのではないか？」と感じると、吐き気がしたり、嘔吐したりすることがあります。吐き気（悪心）や嘔吐とは、身体から毒性のある物質を排除しようとする防御反応で、生体の生き残りをかけた重要な働きのひとつといえるでしょう。

また、咽頭後壁に当たった食物の塊が適切な大きさであれば嚥下反射が起こりますが、それより大きいと、嘔吐反射が起きる仕組みになっています。これも窒息を防ぐための防御反応と考えられます。

嘔吐には吐き気を伴わないものもあり、この2つの関連についてはまだ解明されていない部分も少なくありません。

その時、何が起きている？

何らかの原因で嘔吐中枢が刺激されると（57ページ表参照）、胃などの内容物を吐き出すことがありますが、嘔吐の際は一般的に次のような随伴症状が起こります。

- 発汗
- 唾液分泌
- 顔面蒼白
- 脈拍微弱
- 徐脈
- 頻脈
- 血圧の動揺
- めまいなど

　嘔吐中枢の近くには、呼吸中枢、血管運動中枢、消化管運動中枢、唾液分泌中枢、前庭神経核が存在するため、これらの症状が起きることは、うなずけるものがあります。

　吐き気や嘔吐が防御反応であることを考えると、安易に吐き気止めの薬を飲むより、その原因を探ることが重要であることがわかるでしょう。

　ちなみに嘔吐と似たような働きに、咳や下痢があります。咳は気道の中にある分泌物や異物、または病原体（細菌やウイルス）を外に出すための生体の防御反応で、下痢は身体に害があるものを、いち早く体の外に出すための作用と考えられています。

〔参考文献〕
「がん患者の消火器症状の緩和に関するガイドライン」日本緩和医療学会HP、2013.7閲覧
「嘔吐」meddic HP、2013.7閲覧
ジェニファー・アッカーマン『からだの一日―あなたの24時間を医学・科学で輪切りにする』早川書房、2009

嘔吐のメカニズム

中枢性	CTZ（化学的刺激受容体）刺激	薬物、細菌毒素、放射線治療など
	大脳皮質からの精神的刺激	不安、匂い、味、視覚など
	迷路・前庭・小脳からの刺激	乗り物酔い、メニエール病など
	物理的要因	脳圧亢進（脳出血など）
反射性	求心的刺激	胃腸・咽頭・気管・気管支・胆嚢・肝臓・脾臓・腎臓などの刺激

▼

嘔吐中枢

▼

遠心性神経（迷走神経、交感神経、横隔膜神経）

▼

嘔吐

4 味覚

「味覚といえば、おいしさを味わうもの！」というのはもちろん、身体を守るため、エネルギーを補給するための重要な信号でもあります。また、味覚・味わいは、周囲の環境に左右されることもわかってきています。ごく最近の研究も交えて紹介します。

基本五味が示すもの

　味覚とは、唾液によって水溶性になった食物などの物質を、味蕾（みらい）という受容体がとらえることで起こる感覚です。

　甘味・塩味・酸味・苦味・うま味の基本五味を感じる味蕾は、舌の表面にある乳頭だけでなく、軟口蓋や咽頭、喉頭にも存在しています。「のどごし」という言葉があるのも、的を射ているのです。

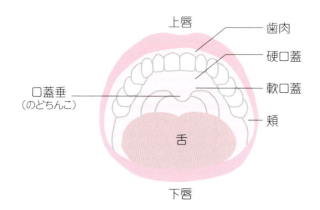

第2章：食べる機能の雑学・研究
日本歯科新聞社「食べる・飲むメカニズム研究班」

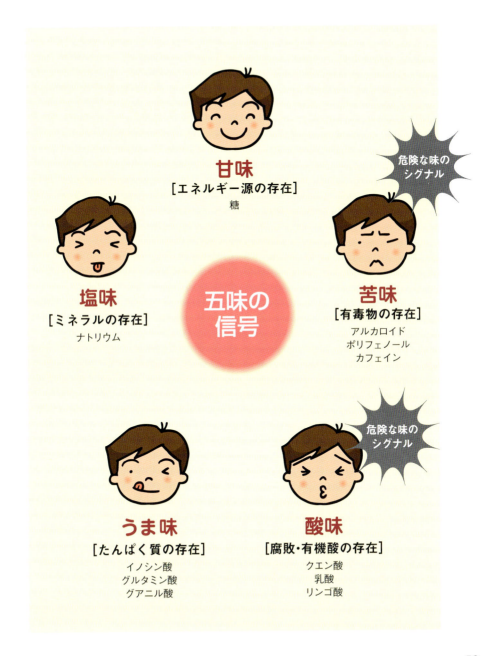

味蕾細胞は、2週間くらいで新しいものに入れ替わります。口全体で7,000〜1万あるといわれており、年を取るとともに減少していきます。

食物がおいしいか否か、新鮮か否かなどが食事の満足度に関わることはいうまでもありませんが、以下のような生物にとって重要とされる情報を、味から得ているのです。

---

① 安全なものか（体内に取り込んでも問題ないか）
② 身体に必要なエネルギーを取り込めるか
③ どれだけ咀嚼・消化が必要か

のどが渇いている時に水を飲むと、咽頭にある感覚受容器が刺激され、脳の視床下部にある渇き中枢と飲水中枢の活動を抑えるという仕組みもあります。

五味から得られる情報には前ページ図のようなものがあります。

甘味には、酸味や苦味をはじめとする他の味を緩和する性質があります。そのため、小児期に甘味中心の味つけをすると、味覚の発達が抑制されてしまうので、甘味食には注意が必要です。

甘味とうま味は、小児期から本能的に好む味覚であるのに対し、酸味や苦味は抵抗をなくすのに練習が必要な味覚だとされています。酸味や苦味のある食物は、腐っていたり毒だったりする可能性があることを思えば、理にかなっているといえるでしょう。

また、静岡大学大学院工学研究科の長谷部直嵩氏らの実験で、甘味より苦味刺激の方が認知処理が早いことがわかっています。これも警戒・注意を促すメカニズムによるものかもしれません。

ちなみに、味覚の受容体は生物によって異なり、ネコ科の動物には甘味の受容体は存在せず、コウモリには甘味とうま味の受容体がないことが、コロンビア大のズッカーの研究によって明らかになっています。

「第6の味覚」!?

　味覚についての研究は文字通り日進月歩で、基本五味のほか、第6の味覚として「脂味」が注目されています。以前から存在の可能性が示唆されていましたが、フランスの研究グループが受容体を発見したのです。この脂味を敏感に感じる人は、脂っこい食物の摂取量が少ない傾向があるため、BMI（身長と体重から算出する肥満度指数）が低いという報告もあります。
　なお、カルシウム味や辛味、炭酸の受容体の存在も示唆されており、味覚についてはまだまだ今後の展開が注目されます。
　2014年に入って報告された、塩味についての興味深い研究もあります。「薄い塩味は塩味の受容体が感知するが、濃い塩味については、酸味と苦味の受容体も刺激される」とのこと。酸味や苦味は毒物や腐敗物であることが疑われる味覚ですから、濃度の高い塩分についても忌避行動が起こるよう、促す働きがあると考えられます。

味覚分布図のうそ

　昔は、甘味は舌の先、酸味は両側、苦味は奥の方……など、それぞれ異なる部位で感じるとされる「味覚分布図」というものがあり、現在でも一部の医学書などに残っています。しかし、これは再現性がないとしてすでに否定されており、味覚ごとの部位偏在はないとされています。
　ちなみに、金属味などは味細胞の受容体に直接作用せず、冷温覚、痛覚など、他の感覚器や微電流の作用によって生じるもので、狭義の味覚とは区別されます。

味わいを左右する要素

■ **唾液**（詳細は78ページ参照）

前述の通り、味覚は、唾液によって水溶性になった食物などの物質を受容体がとらえることで起こる感覚です。そのため、よく噛んだ方がより味を感じやすくなるのです。口腔乾燥による味覚異常は、唾液が不十分なために味を感じにくくなってしまうものです。

■ **臭覚**

食物によっては、舌による味覚より、臭覚による刺激の方が圧倒的に強いものもあります。食物の匂いは、過去の記憶から「安全・危険」「快・不快」を瞬時に判断するのに、大きな役割を果たしています。

匂いをかぐことで過去の記憶がフラッシュバックする作用を、心理学

ハエは匂いで好みや毒物を判別

神戸大、奈良女子大、福岡大のチームが、ハエを使った実験で、匂いの情報が伝わる神経と味の情報が伝わる神経が、脳で近接していることを確認。匂いによって、好みの食物を判別したり、毒物を避けたりしていることが明らかになりました。

今後は人間においても、匂いによって好き嫌いが分かれるメカニズムを明らかにできることが期待されます。

では「プルースト効果」と呼びますが、それは匂いが身を守るための重要な信号であることを表しているのかもしれません。

　鼻から息を吸った時、ちょうど空気が当たる鼻腔の天井部に、匂いを感じる嗅覚細胞（約1,000種類もの受容体が存在する）が約2,000万個並ぶ嗅粘膜があります。味わいには、この粘膜でキャッチする匂いが深く関わっています。

　風邪を引いた時、またはアレルギー症状がある時に味を感じにくくなるのは、舌の異常ではなく、鼻腔内の粘膜が膨らみ空気の流れを遮断することで、嗅覚が損なわれてしまうためと考えられています。

■ 触覚

　味わいは、歯ざわり、舌ざわりなどによっても変わりますが、基本の五味が、以下のように温度によっても感じ方が変わる性質があるということがわかっています。

・塩味、苦味──温度が上がると穏やかになる
・甘味──体温から遠ざかるにつれて弱くなる
・酸味──温度に左右されない

　「アイスクリームが溶ける（温度が上昇する）と甘さが増す」「ジュースがぬるくなると甘さが増す」などは、経験的に知られているのではないでしょうか。

■ 視覚

　盛りつけの美しさなどが味わいを左右するのはもちろんのこと、照明が味覚に影響を及ぼすことが、千葉大工学部の勝浦哲夫氏らによる照明の明るさと味覚の感度を比較した実験から明らかになっています（次ページ

味覚と照明光・色温度の関係
―調査対象：日本人10人、中国人10人―

		日本人	中国人
照度の比較	甘味と苦味の感度	200 lx ＜ 1,500 lx	
	唾液量	200 lx ＞ 1,500 lx	
色温度の比較	甘味と苦味の感度	電球色（3,000 K）＜ 昼光色（7,500 K）	
	唾液量	電球色 ＝ 昼光色	電球色 ＞ 昼光色
	胃電図正常波	電球色 ＞ 昼光色	

参考文献：勝浦哲夫／日本生理人類学会『カラダの百科事典−味覚は照明によって変わるのか』丸善、2008

表）。

　実験によると、「照度が高い方が、甘味と苦味の感度が上がる」「照度および色温度が低い電球色（赤みがかった色）の方が、唾液量が増えて味覚も増進し、胃も正常に働きやすい」ということがいえるようです。

　ちなみに、日本人と中国人の比較では、唾液量の増す色温度が異なるという興味深い結果も出ています。

■ 聴覚

　耳が遠くなると味を感じにくく、食物を前にしても食欲が思うように湧いてこないことが経験から語られることがあります。周囲の音が匂いや味覚の感じ方に影響を与えるという研究もありますが、どのような音と特定の味覚が関連しているかは、長らく解明されてきませんでした。

　聴覚と味覚の複合的な関係性が急速に明らかになったのは21世紀になってからで、イギリスを中心とした心理学研究グループが、どのような音が特定の味覚を惹起、ないしは阻害するのかを解明しつつあります。

　マンチェスター大の研究グループ（ウッズら）による「環境騒音と食嗜

第2章：食べる機能の雑学・研究
日本歯科新聞社「食べる・飲むメカニズム研究班」

味覚と音の属性との関係に関する研究 (Bronner, 2012)

	甘味	酸味
テンポ	遅いと甘みが増す	速いと酸味が増す
シャープネス・スペクトラルバランス	低いと甘みが増す	高いと酸味が増す
粗さ	低いと甘みが増す	高いと酸味が増す
リズム	イーブンだと甘みが増す	シンコペーションでは酸味が増す
音域（Ambitus）	狭いと甘みが増す	広いと酸味が増す

好」という研究が出されたのが2010年のこと。被験者48人を対象とした実験により、全ての周波数帯の音量が同じというホワイトノイズ（飛行機の中の騒音に近い）が流れている環境では、静かな環境に比べて塩辛さ、甘さの感覚が鈍くなり、バリバリ、サクサクといった歯応えは、逆に割り増しされることがわかったというものです。つまり、地上で調味した機内食の味つけは、機内ではそのバランスが崩れてしまうことを意味しているようです。

一方、オックスフォード大の研究グループ（スペンスら）による「音と味覚の複合関係」は、それまで実験されてきた、音の属性と味覚の関係についての研究をまとめたレビューで、ブロンナーによる研究（上表）などが紹介されています。

■ 食べやすさ

特に食べる機能が未発達の子ども、または機能が低下している高齢者などで顕著ですが、噛みやすさ、飲み込みやすさは、ともすれば味覚以上に「おいしさ」を感じるための重要な要素になります。

■ 信頼感

信頼感がおいしさに影響されることは、有名店や高級店に行けば、それだけでおいしく感じる、逆に汚れた感じの店で出された料理はおいしく感じない（味わうのに抵抗を感じて、ろくに噛まずに飲み込んでしまうことも）といったことが、経験的に知られています。

また、特に子どもの頃は、「他の家の料理は気持ち悪くて食べられない」などと感じる例も少なくありません。

信頼感を定量化する方法が難しいこともあり、今後の検討課題といえますが、味覚を左右する重要な要素であることは否定できないでしょう。

■ 味覚障害

味覚障害を引き起こす原因は、以下のようにさまざまなものが考えられます。

---

① 亜鉛の欠乏による味蕾細胞の再生の阻害
② 医師から処方された薬
③ 肝臓や腎臓の病気、胃腸の手術後、甲状腺の病気など、全身の病気
④ うつ病や神経症など、心理的な要因
⑤ 嗅覚の異常
⑥ 唾液減少など、口の中の病気

味覚障害のうちの約30％が、食事由来の亜鉛欠乏症によるものとのデータがあります。高齢者では、「降圧薬」「脳循環改善薬」「抗腫瘍薬」「抗うつ薬」など、亜鉛キレート作用を持つ薬によって亜鉛欠乏症になることが多く、他にも複合的な要因によって味覚が障害されることが知られています。

第2章：食べる機能の雑学・研究
日本歯科新聞社「食べる・飲むメカニズム研究班」

味覚と内臓の働き

　食物を視覚等で認識し、咀嚼し、味わう（味覚の受容体などで感知する）ことで、唾液の分泌だけでなく、胃や腸でも消化の準備が始まります。

　それぞれの味覚は、例えば、消化器官に以下のような作用を及ぼすといわれています。

・甘味・うま味―胃液やインスリンの分泌を促進する
・酸味―胃液の分泌量を抑制する
・脂味―胆汁の分泌を刺激する

　つまり、よく噛んだり味わったりする行為は、より正確な消化の準備にもつながるということです。

　「おいしい（快）」「まずい（不快）」といった情報は、瞬時に運動野に伝えられ、「快」と判断した場合には、唾液や胃液の分泌が促進されます。このため、イライラしていたり、他のことを考えながら食事をしたりすると、脳相（味や匂い、咀嚼、嚥下などの刺激によって胃液分泌などが刺激される段階）の機能はうまく発揮されません。

　受容体は味蕾以外の場所にも存在します。例えば、胃の上皮組織で甘味を感知すると食欲を増進させるグレリンが働き、小腸の上皮組織では、甘味の感知によって脾臓のインスリンの分泌が促されます。

　ちなみに、人工甘味料（アスパルテームなど）の市場流通量の増大と、肥満人口の増大の一致を指摘する声があります。その理由として、舌が甘いものを感じると、脳は「カロリーの高いものを食べた」と認識し、内臓が準備（インスリンの分泌など）に入るのに、実際にはカロリーが得られないため、そこで次の食事の時に食欲が過剰に増進してしまうということを示唆

する実験がいくつか出されています。人工甘味料の評価については賛否ありますが、今後の研究が待たれるところです。

また、あるTV局が犬を3つのグループに分け、咀嚼の際の体温変化を調べた実験では、下表のような変化が起きたとのこと。

咀嚼と胃と体温の関係

	咀嚼と胃	体温の変化
1	よく噛んだグループ	噛み始めてすぐに上昇。いったん急降下するが、再び上昇して穏やかな山を作る。
2	噛んだ物を食道から外に出し、胃に入れなかったグループ	噛み始めてすぐに上昇し、いったん急降下するまでは1と同様だが、そのままどんどん下がっていき、低いままで推移する。
3	胃に穴を開けて直接（食物を）入れたグループ	なかなか上昇せず、上昇し始めても1や2ほどは上がらず、中程度のゆるやかな山を作る。

　味覚や咀嚼、体内の代謝経路の間では、頻繁に情報のやり取りが行われ、影響を与え合っています。まだ解明されていないことの多い、複雑な仕組みの存在を想像させられます。

第2章：食べる機能の雑学・研究
日本歯科新聞社「食べる・飲むメカニズム研究班」

〔参考文献〕
日本咀嚼学会 編『咀嚼の本』財団法人口腔保健協会、2006
水野嘉夫監修『徹底図解 からだのしくみ』新星出版社、2008
Gerard J. Tortora・Sandra Reynolds Grabowski 著、佐伯由香・黒澤美枝子・細谷安彦・高橋研一 編訳『トートラ 人体解剖生理学』丸善、2007
真貝富夫ら『食べる』新潟大学大学院医歯学総合研究科、2002
河野友美『調理科学』化学同人、1980
Jayaram Chandrashekar, Mark A. Hoon, Nicholas J. P. Ryba & Charles S. Zuker, The receptors and cells for mammalian taste, *Nature 444*（16 November 2006）
長谷部直嵩ら、第14回日本感性工学会大会2012年8月東京演題「味覚刺激と聴覚事象関連電位」
Kathleen L. Keller et al., *Obesity (2012)* advance online publication 12 January 2012
日下部裕子「味覚受容機構の解明が拓くおいしさ研究のグローバル化」㈶食品分析開発センター HP、2013.4閲覧
Pepino MY, et al., The fatty acid translocase gene, CD36, and lingual lipase influence oral sensitivity to fat in obese subjects. *Journal of Lipid Research,* Dec. 31, 2011.
Yuki Oka, Matthew Butnaru, Lars von Buchholtz, Nicholas J. P. Ryba, Charles S. Zuker *Nature,* 494, 472-475（2013）
A.T. Woods, et al, Effect of Background Noise on Food Perception, *Food Quality and Preference* 2010.003, 2010.
Klemens Knoferle, Charles Spence, Crossmodal Correspondences between Sounds and Tastes, *Psychon Bill Rev2012*.19, 2012.
二木武、帆足英一、川井尚、庄司順一 編著『新版 小児の発達栄養行動—摂食から排泄まで／生理・心理・臨床—』医歯薬出版、2004
古川哲史「味覚研究から見えてきた食と循環器病の意外な関係」日経メディカルブログ、2014.12閲覧
勝浦哲夫「味覚は照明によって変わるのか」、日本生理人類学会 編『カラダの百科事典』丸善、2008
「においを感じるメカニズムを探る」『理研ニュース』2000年2月号、理化学研究所
小野塚實『噛むチカラで脳を守る』健康と良い友だち社、2009
冨田寛、冨田耳鼻咽喉科医院HP、2012.12閲覧
Swithers SE, Davidson TL. A role for sweet taste: Calorie predictive relations in energy regulation by rats. *Behavioral Neuroscience* 2008
Behav Neurosci. 2008 Feb；122（1）:161-73. doi: 10.1037/0735-7044.122.1.161.
A role for sweet taste : calorie predictive relations in energy regulation by rats.
Swithers SE, Davidson TL.
松平邦夫『歯が愛しくなる歯の話』日本歯科新聞社、2011

5 口唇の役割

その微妙な動き・機能を支えるため、12種類もの筋が働いているといわれている口唇。その役割について、機能の発達も含めて考えてみます。

最も重要な役目は？

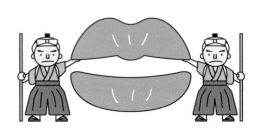

口唇は消化器官の入り口であるため、何かを口の中に入れる際、身体の中に取り入れてよいものかなど、過去の経験と比較しながら判断する重要な役目を担う、関所のようなものです。

胎児は月齢12週目には、口の周囲が刺激されると刺激を受けた方向に顔を向け、口を開ける動作をするというレポートがあります。この反応は出生後も継続し、授乳の際、新生児が母親の乳首を探り当てるのに役立ちます。口唇は哺乳類にしか存在しないため、「母乳を飲むために乳首を探り当てる（＝生存のために必要）」ことが、口唇の最も重要な役割とする説があります。

下唇と上唇で異なる働き

下唇と上唇とでは筋肉も働きも異なります。下唇への刺激が「口が開く」「舌が動く」「息を吸う」という動作を誘発する一方で、上口唇への刺激は「口が閉じる」「舌が口蓋につく」といった動作を誘発します。

胎児の成長を1週齢から40週齢にかけて整理したシーハンらは、月

第2章：食べる機能の雑学・研究
日本歯科新聞社「食べる・飲むメカニズム研究班」

齢9～12週の間に下顎口唇領域への刺激により開口が促されるようになるとしています（第3章参照）。ちなみにこの段階では、開口はするものの、上下両側のいずれの口唇を刺激しても吸啜行動を惹起しないとも指摘しています。

口唇の役割

- 外界からの進入物をチェックする（温度、感触、形状など）
- 外界からの進入物を防いだり吐き出したりする
- 口の中にある空気や飲食物などが外に漏れるのを防ぐ
- 頬や舌と協調して食塊を作る
- 「食物の温度を冷ます（フーフー）」「手のひらを温める（ハー）」など、呼気温度の調整を補助する
- 食物や道具（箸やスプーンなど）をふさわしい場所に送ったりするために、吸ったり、挟んだり、支点となったりする
- 発声をコントロールする
- 楽器を吹く
- 表情（喜怒哀楽）を作る
- 歯並びを保持する

〔参考文献〕
柴田浩美『柴田浩美の高齢者の口腔ケアを考える』医歯薬出版、2003
角町正勝『あきらめないで！口から食べること』松風、2002
水野嘉夫 監修『徹底図解　からだのしくみ』新星出版社、2008
「The Biology of Prenatal Development」THE ENDOWMENT FOR HUMAN DEVELOPMENT 2013.3閲覧（http://www.ehd.org/resources_bpd_documentation.php?language=42#page3）
Mary Soltesz Sheahan, Nancy Farmer Brockway, Jan Stephen Tecklin edit., The High-Risk Infant, *Pediatric Physical Therapy*, 1998

6 舌の役割

　舌は、生命維持のための触覚と捕食器官を兼ね備え、極めて重要な働きをしているにもかかわらず、専門書がほとんど見られません。発生学、解剖学などの見地から舌の役割を紹介します。

舌の特異な特徴

　舌は、極めて鋭敏な触覚・圧覚などの感覚を備えており、特に舌の先は、口腔内で最も敏感な部位です。なぜ鋭敏かといえば、毒物と栄養物とを選択する役割を担っているからといえるでしょう。
　異物を排除したり、食感を味わうため、舌の表面のザラザラ（糸状乳頭）が口の中に入ってきたものの感覚を増幅させて伝えたりします。
　舌は一端は下顎骨と一部舌骨に付着していますが、他端は宙に浮いた状態という極めて特異な存在で、自由に形を変え、繊細かつダイナミックで複雑な動きができる運動機能を備えています。発生学的には舌を動かす筋肉のほとんどが手足の筋肉を動かす神経と同じ由来を持つものなので、「のどの奥に生えた、腕のようなもの」というべき存在です。
　なお、舌表面の感覚の神経支配は、前方3分の2と後方3分の1とで異なっています。
　一般的に口腔内の面積が0.7㎡であるのに対し、舌にはたくさんのくぼみがあるため、表面積が20～25㎡もあるというのですから驚きです。

舌を構成する筋肉

筋肉の種類		役割
内舌筋 (上縦舌筋、下縦舌筋、横舌筋、垂直舌筋)	上下、左右、前後を走る筋肉	舌の伸縮、幅を狭くする、平らにする、舌尖を上下
外舌筋 (茎突舌筋、舌骨舌筋、オトガイ舌筋、口蓋舌筋)	舌の外と内部をつなぐ筋肉	舌の前・後移動、舌の前方突出

神経系支配から見た舌

部位	情報	支配神経
前方3分の2 (舌体部)	味覚	鼓索神経(顔面神経)
	知覚	舌神経(三叉神経の枝)
後方3分の1 (舌根部)	味覚	舌咽神経
	知覚	舌咽神経

「猫舌」は食べ方の問題か…

　誰でも舌の先は、温度に敏感です。注意してみると、熱いお茶を飲むときには、唾液がたまった舌の下側にまず落とし、冷めてからジワッと舌の上に上げていることがわかります。

　また、熱いものを食べるときには、上の歯と下の歯で挟み、舌に落とさないよう息を吹きかけながら食べたり、頬側に寄せてしばし冷ましたりしています。

　つまり、「猫舌」を自称している人は、食べ方のコツを獲得できていない人と考えるのが妥当のようです。

舌の主な役割

　舌には以下のような働きがあります。
・飲食物を味わう
・飲食物の性状を特定する
・飲食物を適切な位置に移動させる（歯列からこぼれ落ちたものを歯列に載せる、口の奥に運ぶなど）
・飲食物などを唾液と混ぜる
・食物をこねたりつぶしたりする
・咀嚼している食物から異物をより分ける（魚の骨など）
・歯の間に挟まったものをかき出したり、頬と協調して陰圧をかけて吸い出したりする
・飲食物を飲み込むために、口腔内に陰圧をかける
・口の周りに付着した食物などを舐め取る
・アイスクリームなどを舐め取って味わう
・口の中に異常がないかどうか点検する（腫れている所はないか、尖っている所はないかなど）
・発声（会話、歌、口笛）を調整する

　右ページ図のように、舌は下顎骨と連動し、「会話・歌唱時には自在に動く」「咀嚼時には下顎骨の動きに乗じて動く」「ゴクンと飲み込む時には口を閉じた状態で、のど仏（喉頭）と連動して動く」など、口の中でまさに七変化状態でさまざまに動きます。

　このような舌および舌の付着している下顎骨の、自在かつ複雑な動きを支えているのが、舌骨と、舌骨と下顎骨とをつなぐ舌骨下筋群、舌骨から下方に付着する舌骨下筋群の働きです。ヒトの場合、舌骨は頭蓋骨や下

第2章：食べる機能の雑学・研究
日本歯科新聞社「食べる・飲むメカニズム研究班」

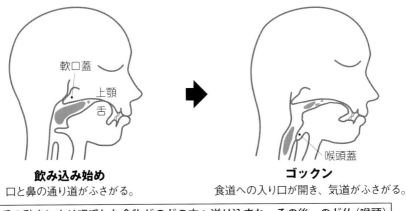

飲み込み始め
口と鼻の通り道がふさがる。

ゴックン
食道への入り口が開き、気道がふさがる。

舌の動きにより咀嚼した食物がのどの方へ送り込まれ、その後、のど仏（喉頭）と連動して飲み込み運動が起こり、食道内へと届けられる。

顎骨と連結されておらず、下顎骨に舌骨上筋群を介して吊られている構造で、舌骨は下顎骨と連動して複雑な動きが制御されます。

　東京女子医科大の三枝英人氏は、舌骨と筋群の役割を解剖学的に説明しています。それによると、食塊を口腔内に取り込む時には舌骨が固定されるか下降し、開口運動を導きます。舌骨が固定されると下顎骨による咀嚼運動が起こりますが、食べながら「おいしいですね」と話す時には、舌骨は下降。さらに、嚥下の際には、下顎骨が固定され、舌骨が挙上する、といった複雑な動きをします。楽しく会話しながら話せるのは、ヒト特有の舌骨の機能によるものなのです。

〔参考文献〕
三枝英人「舌骨上筋群の解剖」、『耳鼻咽喉科展望』耳鼻咽喉科展望会、53：4；246〜253、2010
三木茂夫『胎児の世界』中公新書、1983
中口俊哉「低位舌と平滑舌、牛乳テスト／ためしてガッテン」HP、2015.1閲覧

7 頬の役割

歯や舌に比べ、頬の働きは普段はなかなか認識しにくいもの。しかし、実は哺乳類の発達には重要な存在なのです。

普段は見過ごされがちだが…

ワニなど爬虫類の口では、歯茎に植わった歯列が露出しています。これに対し、哺乳類では、唇から頬にかけての筋肉構造が、口の裂け目を残してこの歯並びをくまなく覆い隠しているために、乳を飲むことができます。これがなければ、歯の隙間から乳がこぼれ落ちてしまうのです。

もちろん哺乳時だけでなく、食物を噛む時にも以下のような流れの中で一役を担っています。

① 食物を噛む
② 食物が舌側と頬側にこぼれる（舌と頬にこぼれ落ちる比率は、食物や噛み方によって異なる）
③ こぼれた食物を舌と頬を使って歯の咬合面に戻す

しかし、歯や舌に比べ、頬の働きはなかなか認識しにくいものでしょう。

頬は、主に外から口の中に向かって力を加え、舌や口唇などと協調して食物を留めたり移動させたりする役目を果たしていますが、その際、舌よりも感覚が鈍いため、舌が苦手なレベルの高温のものなどを咀嚼する際には、特に活躍しているようです。

ちなみに、口角から第二大臼歯の付近にかけての頬粘膜には、ほとんど痛みを感じない「キーゾウの無痛域」という部位が存在します。

第2章:食べる機能の雑学・研究
日本歯科新聞社「食べる・飲むメカニズム研究班」

頬の主な働き

- 飲食物を吸い込む際、ポンプのような動きをサポートする
- 歯列からこぼれ落ちたものを歯列に載せたり、口の奥に運んだりする
- 歯に挟まった食物を取り除くため、舌と協調して口腔内に陰圧をかけて吸い出したりする
- 歯列を保持する
- 発声(会話、歌、口笛)を調整する
- 形(ふくれっつらなど)や色(赤くなるなど)で表情を作る

　何らかの理由で頬が麻痺していると、食物を歯の上に戻すことができず、麻痺のある側の歯と頬の間に食物がたまったままになってしまいます。そのようなときに、あらためて頬の働きを認識できるのかもしれません。

〔参考文献〕
三木茂夫『胎児の世界』中公新書、1983
二木武、帆足英一、川井尚、庄司順一 編著『新版 小児の発達栄養行動―摂食から排泄まで／生理・心理・臨床―』医歯薬出版、2004
氏家賢明「からだの気持ち―噛めない子が多いのは?」、『アポロニア21』2013.12月号、日本歯科新聞社

8 唾液の役割

　神液とも呼ばれる唾液。消化の働きも担う、唾液の働きについて考えます。

唾液の特徴

　唾液は99％以上の水分と、酵素・ムチンなどの有機成分、ナトリウム・カリウム・カルシウムなどの無機成分で出来ており、一日に分泌される量は1～1.5L程度といわれます。

　個人差も大きく、年齢、性別、季節、服用薬剤、身体状況、摂取する食品の種類などにも左右されます。

　女性では、閉経を境に唾液分泌量が減ることがよく知られていますが、降圧剤や睡眠薬、抗うつ薬などの影響も深刻です。

　また、緊張、不安、怒りなどの心理的な理由で交感神経優位になると、唾液量は減少します。さまざまな理由で唾液量が低下しがちな高齢者の場合、周りが騒がしい、視界が安定しないといったことも分泌を障害する要因になるので注意が必要です。

　唾液は主に図に示す「耳下腺」「顎下腺」「舌下腺」の3大唾液腺で作られ、大きくは以下の2つに分類されます。

① 漿液性（さらさら）　主に副交感神経系の刺激（リラックス状態）によって分泌され、体を回復させる

② 粘液性（ネバネバ）　主に交感神経系が働くこと（緊張状態）で分泌。酸

第2章：食べる機能の雑学・研究
日本歯科新聞社「食べる・飲むメカニズム研究班」

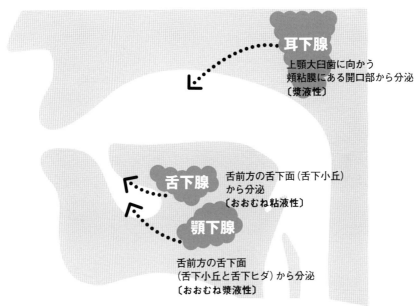

唾液腺の種類

耳下腺
上顎大臼歯に向かう頬粘膜にある開口部から分泌
〔漿液性〕

舌下腺
舌前方の舌下面（舌下小丘）から分泌
〔おおむね粘液性〕

顎下腺
舌前方の舌下面（舌下小丘と舌下ヒダ）から分泌
〔おおむね漿液性〕

その他の小唾液腺 口唇、頬、口蓋、舌などの粘膜下から分泌
〔おおむね漿液性〕

化優位

　現在、国立病院機構栃木医療センターなどで粘液性唾液の割合と舌痛症との関連（唾液の粘り気が低いと、舌痛症が治まりにくい）が研究されており、「唾液の質」が注目されるようになっています。

唾液の働き

唾液には以下のようなさまざまな働きがあります。

- 消化：アミラーゼがデンプンを麦芽糖に変える。その麦芽糖は、胃の消化を促す
- 軟化：食物を軟らかく、滑らかにして嚥下しやすくする
- 粘膜の保護：口腔内の乾燥を防ぎ、機械的、温度的、化学的刺激から粘膜を保護する。逆流胃酸から食道を保護する働きも
- 緩衝能：pHを一定に保ち、エナメル質の脱灰を抑制する
- 咀嚼の補助：食物を湿潤させ、噛み砕きやすくする
- 溶解：食物の味がわかるように水溶性にする
- 抗菌：食物の細片・上皮細胞、異物などの表面を覆って、細菌の繁殖を防ぐ
- 洗浄：食物の細片などを洗い流し、口腔内・歯面を清掃する
- イオンの蓄積：歯の表面の再石灰化を促す
- 円滑作用：言葉を発音しやすくする
- 水分の平衡調節：脱水時には、唾液分泌は抑制される

　体調が悪い時、おかゆや麺類、スープなどを食べると、噛まずに飲み込みがちのため、唾液の消化サポートが受けられず、かえって胃の負担になり嘔吐しやすいという常識を覆す話もあります。「時間をかけて、よく噛んで食べましょう」という理由は、こんなところにもあるのかもしれません。

〔参考文献〕
日本咀嚼学会 編『咀嚼の本』口腔保健協会、2006
山口昌樹・高井規安『唾液は語る』工業調査会、1999
「からだにいい話—唾液分泌、あなどるべからず」ゼリア新薬工業HP、2013.8閲覧
岡澤美江子、大友慶孝『天の配慮—命の源流を探る唾液イオン反応』Amazonデジタル出版、2014

第2章：食べる機能の雑学・研究
日本歯科新聞社「食べる・飲むメカニズム研究班」

歯の役割

　食べるといって、最もすぐに思いつく口の中の部位は、歯かもしれません。歯の役割と、歴史的な変化を紹介します。

歯は何で出来ている？

　歯の主体は象牙質で出来ており、歯冠部分はエナメル質、根の部分はセメント質で覆われています。真ん中の部分には、一般的に「神経」と呼ばれる歯髄腔（歯髄、神経、血管）が存在しています。

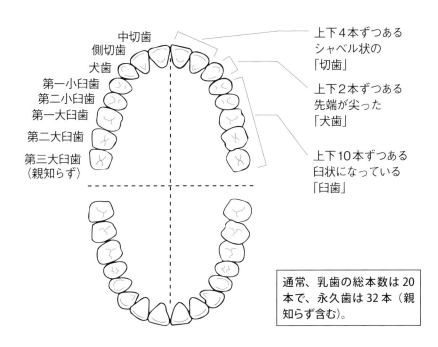

中切歯
側切歯
犬歯
第一小臼歯
第二小臼歯
第一大臼歯
第二大臼歯
第三大臼歯
（親知らず）

上下4本ずつある
シャベル状の
「切歯」

上下2本ずつある
先端が尖った
「犬歯」

上下10本ずつある
臼状になっている
「臼歯」

通常、乳歯の総本数は20本で、永久歯は32本（親知らず含む）。

エナメル質はヒトの組織の中で最も硬く、水晶並みの硬さがあります。それほどの硬さが必要なことには理由があり、食物によっても異なりますが、咀嚼時に大きな力が加わるからです。

　20代男性の最大咬合力（食いしばり時、上下の歯の間で出すことができる最大の力）を測定した新潟大の河野正司氏による実験では、中切歯、側切歯15kg、犬歯30kg弱、小臼歯40〜50kg、第一大臼歯には65kgの力がかかっていました。通常の食事の時には、最大咬合力の2分の1から4分の1程度だとされていますが、いずれにしてもこのような力に耐えうる強度が歯に求められるのです。

どの歯がどんな役割？

　歯は、役割・形状によって、大きく以下の3つに分かれます。
- **切歯**─前から上下4本ずつ。シャベル状で、食物を噛み切ったり折ったりして口の中に取り込む
- **犬歯**─切歯の奥の上下2本ずつ。先端が尖ったノミのような形で、根っこが最も深く埋め込まれている。強い力で食物を引き裂いたり折ったりする
- **臼歯**──一番奥の上下10本ずつ（親知らず含む）。効率良くすり潰すために適した形状で、食物を粉砕して粉々に噛み砕く

歴史的な変化

　猿人（3000万年以上前）の口腔内を見ると、臼歯は奥にいくほど大きかったことがわかります。咬耗も激しく、小石などが混じった食生活では硬いものを噛み砕くために活躍していたのでしょう。

第2章：食べる機能の雑学・研究
日本歯科新聞社「食べる・飲むメカニズム研究班」

　これに対し現在は、第一、第二、第三と徐々に小さくなっており、咀嚼の中心も第一大臼歯となっています。食生活に応じて、歯の状態は変化していくのです。

　平均的に見て、永久歯で一番早く生えるのは、長らく「下顎第一大臼歯」といわれており、実際、1934年の岡本清纓の調査では、①下顎第一大臼歯、②下顎中切歯、③上顎第一大臼歯、④上顎中切歯の順番でした。

　しかし、1988年の日本小児歯科学会の調査では、①下顎中切歯、②下顎第一大臼歯の順番に生えるケースの方が多くなっていることが明らかになっています。現在では、下顎中切歯が先であるケースはおよそ7割に達するとの報告もあります。

　その理由には、「栄養の摂取が充足し、歯が大きくなったことが順番に影響している」「乳歯の抜歯例が減っているため、第一大臼歯の萌出が遅れている」「身長が急に伸びたため」など諸説あります。日大松戸歯学部の金澤英作氏によると、世界的に見れば下顎第一大臼歯が先に生えるケースがまだ多いものの、徐々に下顎中切歯が先という地域が拡大する傾向にあるとのことです。

歯根膜とは？

　咀嚼時に大きな噛む力が加わっているにもかかわらず、顎関節や筋肉を痛めず、頭や目、耳などの周辺組織にも響かずに済んでいるのは、噛んだ時の刺激を歯のセメント質部分と顎の骨をつなぐ歯根膜や頬、舌が受け止め、信号を脳に送り、食物に適した噛み方をコントロールしている上、歯根膜自体がクッションやショック・アブソーバーの役目も果たしているからです。上下の歯を噛み合わせてからギュッと力を入れると、歯が少し沈む感覚があるのがわかるはずです。

歯根膜はセメント質と歯槽骨との間に存在する線維性結合組織で、歯根膜線維、オキシタラン線維、細胞、血管、神経などで構成されています。

　線維束（1㎟に平均2万8,000本）の一方はセメント質に、もう一方は歯槽骨に入り込んでいるため、歯は容易には移動しないようになっています。この線維の走向は、部位によって異なります。

　歯根膜には以下のような性質があります。
・厚さは0.2mm程度
・歯頸部と根尖部は厚く、歯根中央部は薄くなっている
・咬合圧がかかっている歯では歯根膜は厚く、咬合圧がかかっていない歯では薄くなる
・一般的に年齢とともに薄くなる

歯根膜の役割

　歯根膜の主な働きとして考えられるものは以下の通りですが、まだ解明途上といわれています。
・噛む力が、骨や関節に与える衝撃を抑えるクッションになる
・セメント質と歯槽骨との間を結び、歯を固定する
・触覚や圧力度合い、食物の物性や位置感覚、上下歯の接触状態、痛みなどを脳に伝える。石や砂などを噛むと、反射的に口を開く（開口反射）
・歯周組織に栄養を補給する
・免疫細胞の存在により、細菌感染が深部に達しないように防ぐ
・リズミカルな咀嚼を生み出す閉口反射を誘発する
・唾液の分泌を促進する

第2章：食べる機能の雑学・研究

歯根膜には衝撃を吸収し、歯を安定させる働きがある

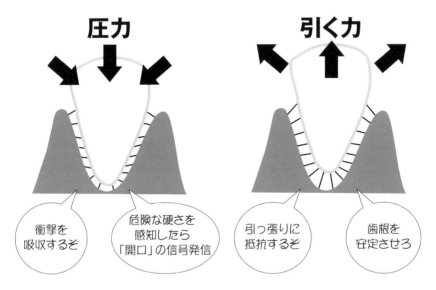

※歯根膜の主線維は、主に「歯槽骨頂線維」「水平線維」「斜走線維」「根尖線維」「根分岐部線維」「歯間水平線維」に分けられ、部位ごとに走向が異なる。

〔参考文献〕
河野正司、大島勇人ら『食べる』新潟大学大学院医歯学総合研究科、2002
金澤英作、海部陽介、山田博之『歯科に役立つ人類学』わかば出版、2010
「歯とお口のことなら何でもわかるテーマパーク8020」日本歯科医師会HP、2014.12閲覧
二木武、帆足英一、川井尚、庄司順一 編著『新版 小児の発達栄養行動─摂食から排泄まで／生理・心理・臨床』医歯薬出版、1995
木村静一『こどもの歯・おとなの歯』日本歯科新聞社、198-
加藤元彦『歯とアゴの話』日本評論社、1995
江澤庸博『一からわかるクリニカルペリオドントロジー』医歯薬出版、2001
和泉雄一 編著『ザ・ペリオドントロジー』サンエムカラー、2009
Herbert F.Wolf、Edith M.Rateitschak、Klaus H.Rateitschak 著、日本臨床歯周病学会 翻訳・監修『ラタイチャーク カラーアトラス 歯周病学 第3版』永末書店、2008
渕端孟、祖父江鎮雄、西村康 監修『イラストでわかる歯科医学の基礎』永末書店、2010

第2章まとめ

　第1章の内容のような、経験的に現場で語られてきたことは、ともすれば軽んじられる傾向にあります。近年、それらを裏付けるような食べる行為に関わる器官・働きなどに関する研究が急速に進んでおり、この章ではその一端や、興味深い知見をピックアップしてみました。想像を超えた深さ・複雑さ・豊かさを感じていただけたのではないでしょうか。

　本章に掲載したペンフィールドの地図は、手や口に割かれる脳皮質の面積が広いことを示していますが、それは、食べたり飲んだりする行為が、「生命維持」そのものに関わる行為であるからと考えれば、納得ができるものではないでしょうか。

　興味があるトピックについて掘り下げ、さらに広い知識に触れていただけるよう、項目ごとに参考文献を掲載しました。

　　　　　　　　　（日本歯科新聞社「食べる・飲むメカニズム研究班」）

第3章

胎児・乳児の口腔機能の獲得

この章では、食べる機能、話す機能、呼吸する機能をどう獲得するかに焦点を当て、獲得の時期や順序、そして全身との関わりについてお話ししていきます。

氏家賢明

1 胎児の口腔機能の獲得

　食べたり飲んだりする機能の獲得は、お腹の中にいる胎児の頃から始まっています。生物の進化の過程をたどるといわれるその発達過程について整理してみます。

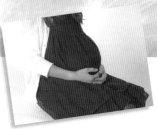

月齢8週

　お母さんが妊娠したかどうか……と考えている頃、お腹の中ではもう胎児の口が出来ています。乳歯の芽である歯胚も形成され始めています。心音が聞こえる前から口が存在しているのです。

　そして口に何らかの刺激が加わると、「頸部・体幹の同側性屈曲」を起こします。わかりやすくいうと、刺激のあった方向へ首と体を曲げるということです。口と全身の関連が胎生2カ月の時点でもう出来ているのです。これは人間にとって初めての運動といってよいかもしれません。

　生物が早い時期に獲得する機能は、生命にとって重要なものであることを意味します。この頸部・体幹の同側性屈曲の動きは、大人になり、高齢になっても全ての動作の基本になります。試しに首を動かさずに水を飲んでみようとすると、かなり困難なはずです。首を全く動かすことなく椅子から立ち上がることに至っては、まず無理です。普段の何気ない動作が、首を動かすことでスムーズに行われていることがわかると思います。

第3章：胎児・乳児の口腔機能の獲得
氏家賢明

哺乳に伴う反応の発達順序 (Humphrey, 1964)

月齢	刺激部位	観察される反応
8週	口腔周囲	頸部と体幹の刺激側への同側性の屈曲
9.5週	下口唇の縁	下顎の下降による開口
10週	下口唇と下顎上方	頭部の腹部の刺激側への屈曲
11〜11.5週	口腔周囲	体幹の側方への屈曲や、頭部の伸展に付随する顔の刺激側への同側性の回転
12〜12.5週	口唇*、舌**	瞬間的な口唇閉鎖と連続的な刺激による
12.5週	口唇、一側性に	頭部の腹部への屈曲および嚥下
13週	口唇*	持続的な口唇閉鎖
	手の掌部	開閉口、嚥下、頭部の腹部への屈曲、手指の部分的な閉屈
14週	口唇の内側	舌の動作**
	上口唇*	頭部の屈曲と嚥下を伴う口唇閉鎖
17週	上口唇*	上口唇の突出
20週	下唇	下口唇の突出
22週	口唇*	上下口唇の同時的な突出、口をすぼめる動作
24週	口	吸啜
29週（以前）	上下口唇*	はっきりした吸啜
未熟児および成熟児	両手の掌部を同時に圧迫	顔の正中方向への回転を伴う開口、舌の挙上（Babkin反射）
新生児	口唇周囲と口裂の外側	頭部を回転、腹部へ屈曲、あるいは伸展させることで、口を刺激側に移動させる頭部の動作

*これらの口唇の刺激は、基本的にはいわゆる口裂もしくは粘膜皮膚境界に対するもの
**舌の刺激は、口唇が常に閉じられているためおそらく通常ではない。開口が始まって起こるものと見られる舌の動きは、おそらく口が開き始めるのと同じ頃に生じるのであろう。

月齢12週〜12週半

　月齢12週〜12週半、お母さんのつわりがひどい頃には、もう口唇や舌が出来ています。この頃に口唇や舌を刺激すると、瞬間的に口唇を閉じる反応が起きます。「口唇が閉じる」といわれても別にたいしたことではないように思うかもしれません。しかし、口唇が閉じるということは、飲み込みができるということなのです。

　口を開けたまま、唾を飲み込むことができますか？　そう、口を閉じていないと、うまく飲み込むことはできないのです。では、唾を飲み込む時に、舌はどこに触れているでしょうか。口蓋（うわあご）に接していますね。

　つまり、嚥下（飲み込み）は、口唇が閉じ、舌が口蓋に接して初めて可能になる動作なのです。口を閉じるということは、舌の安定を図ることにもつながる大事な動きだといえます。

月齢14週

　この時期になると、口唇の内側に刺激を与えると、舌の動きが現れるようになります。口唇の内と外の境界線は、女性が口紅をつける時のことを思い起こすとわかりやすいでしょう。口紅が塗れる所までが外側、口紅が塗れないのが内側です（解剖学的には、どちらも内臓）。

　この境界線の部分の感覚は鋭く、外界からの刺激に対してまず反応する部位です。水を口の中に取り込もうとする時にコップが触れる部分も、この境界線になります。

　口唇や舌の刺激によって口唇が閉じ、口唇の内側への刺激によって舌の

動きが現れます。つまり、感覚が運動を導いているのです（第2章-1参照）。この時期は、このように不随意運動（自分の意思によらない運動）により、感覚機能と運動機能との関係を深めていきます。

　ここで、感覚機能と運動機能との関係とはどのようなものかを少し説明しておきます。

　例えば、長時間正座した後に立とうとすると、うまく立てないことがあります。それは、足そのものに異常があるのではなく、足がしびれて感覚がなくなったために、立つという足の機能に支障を来したのです。つまり、感覚が運動をコントロールしているということです。

　体内や生後間もない頃は、このような両者の関係により、いろいろな機能の獲得が行われていきます。しかし、随意運動を獲得してくると、逆の関係も生まれてきます。

　例えば、長く歩くと足や体に疲れを覚え、休みたくなります。これは動いたことで、「疲れた」という新たな感覚が起こったということです。

月齢22～29週

　この頃になると、口唇への刺激で、上下口唇を尖らせたり、すぼめたりできるようになります。この動作は哺乳類にとって大事な吸啜反射へとつながっていきます。吸啜反射とは口に入ったものを吸う反射のことで、胎内で赤ちゃんはすでに口に指をくわえ、嚥下を始めているのです。胎児のお腹の中に羊水が見られることからも、嚥下していることがわかります。

　このように胎内で摂食・嚥下の準備をしているので、赤ちゃんは生まれた時からおっぱいを吸うことができるのです。

乳児の口腔機能の獲得

　赤ちゃんは、おっぱいを探り当て、飲む力を備えて「オギャー」と生まれてきます。生まれてから、さまざまな訓練によって、食べたり飲んだりするための機能を獲得していく過程を、順を追って整理してみます。

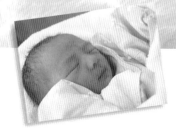

0カ月頃（新生児）

　人に限らず、哺乳類は、以下のような「吸啜（きゅうてつ、もしくはきゅうせつ）反射」「探索反射」「口唇反射」の3つの原始反射を持って生まれてきます。

①「吸啜反射」

　口に入ったものを吸う反射。乳首だけでなく、指を入れれば、指もチュッチュと吸う。

②「探索反射」

　（目が見えていないため）おっぱいを口で探り当てる行為。人間の赤ちゃんは、それほど苦労はいらないが、犬や猫や豚などでは、何匹も一度に生まれてくるので、ちゃんとおっぱいを探し当てられるかどうかは死活問題となる。

③「口唇反射」

　唇に触れる感覚を抱いたら、唇に動きが出る現象。

　生後すぐには、おっぱいを無意識に原始反射で飲んでいますが、日を増すうちに、だんだんおっぱいを含んでも、すぐに哺乳行動を起こさなくなります。おっぱいを続けて飲まなくなることには、遊びとともに、お母さんとのコミュニケーションを取るという意味が含まれているそうです。

　生物学での実験では、サルがおっぱいを一気に飲み切るのに対し、人間の赤ちゃんは一定のリズムで、少し飲むと休むことがわかったそうです。休むとお母さんが「どうしたの」といって赤ちゃんを揺すったり、顔を覗き込んだりします。何と赤ちゃんは、そのコミュニケーション欲しさに、哺乳行動をやめるのだそうです。

　栄養補給が一番大切な行動であるにもかかわらず、人間の赤ちゃんだけは、栄養補給を休んでまでもコミュニケーションを欲しがるというのです。この行動が親子の心のつながりの基礎を作るばかりでなく、食事のリズムも作り上げます。

　生まれて1カ月までの間に呼吸と哺乳行動が獲得されてきます。お腹の中では胎盤を通して酸素を取り入れていたのが、「オギャー」と生まれた時から肺呼吸になります。その後おっぱいを吸うことで、鼻呼吸と口呼吸の切り替えを覚え、正しい呼吸法を獲得する時期なのです。

　そして、生後1カ月で、言葉のもとになる「あーあー」とか「うーうー」といった声を発するようになります。この呼吸と言葉の確立は、生後1カ月の頃がスタートラインになっているのです。

　「乳を飲みたい」というのは最初に発動する意欲ともいわれています。これが満たされることで、初めての充実感も得られることになります。

　こうしてみると、この生後1カ月までというのは非常に大切な時期だとい

うことがわかります。食べるという行動は、生命維持の行動様式であるだけでなく、コミュニケーションを育てる基礎ともなるもので、食事の時の子どもへの接し方が、情緒を安定させるために重要であると教えてくれている気がします。

　親は、量や栄養のこと、こぼさないで食べるといった行儀のことなどに意識が行きがちですが、赤ちゃんにとってはその子の「固有のリズムを作る」という大切な時期なのです。生まれて間もなくのこの時期に、口腔機能と他の全身の機能が発達しながら協調関係をトレーニングするということは、リズムを作ることにつながります。食べる時にリズムが作れないと、遊びや睡眠のリズムも取りにくくなってしまいます。

1カ月頃

　だんだん力強く哺乳ができるようになる時期です。ということは、口唇と舌の感覚が増し、力もついてきているということです。舌と顎の一体動作（一緒に動く）も出てきます。分離した動作ができるようになるまでには、舌と顎の一体動作が基本になります。

　顎が十分に動かない子どもは、食べたり話したりすることが不得意です。そのような場合は、口を開けることから始めるとよいでしょう。とにかく下顎を動かすことが重要なので、赤ちゃんが大きな口を開けて大泣きすることはとても大事で、良いことなのです。

　この時期に、手足の運動や感覚遊びをするようになります。この感覚遊びというのは、口で遊ぶわけです。

第3章：胎児・乳児の口腔機能の獲得
氏家賢明

2〜4カ月頃

　この頃になると、発達に伴い、生まれながらに持っていた原始反射が消えてきます。逆にこの能力が消えない場合、発達の遅れを疑わなくてはなりません。

　原始反射が消えるとともに、この頃から随意運動の発達が始まります。随意運動とは、自分の意識で行う運動のことで、子どもに意思が生まれてくる時期ということです。

　少しずつ視力も上がってきて、4カ月目頃には80％程度完成します。そして、目が見えるようになることによって、両手の使い方も習得できるようになります。

　目が見えるようになると、急速にストレスの種類も増えてきます。この時の指しゃぶりは、周囲の環境の変化などで不安になった心を落ち着かせたり、動きの変化によって身体のバランスが崩れた時に、整えたりする効果があるので、無理にやめさせないことが情緒の安定にもつながります。

5〜6カ月頃

　この時期は、味がわかる頃です。味がわかるということは、舌と顎の関係が上達していることを意味します。舌の使い方がうまくなると、「ピチャピチャ」といった音を立てて食べられるようになります。そうなると味がわかってきたと判断してよいでしょう。

　随意運動（意識して行う運動）が発達し、味がわかってくるということは、

離乳を始める時期であることを意味します。

　この時期は出産時の初乳で、お母さんからもらった免疫が切れる頃なので、体調を壊しがちになり、熱が出やすく、風邪を引きやすくなります。心配になったお母さんは、おっぱいをたくさん飲ませようとしますが、それで赤ちゃんのお腹をいっぱいにしてしまい、生涯で最初に訪れる食の発達期を逃してしまうことがあるので、意識して、いろいろな種類のものを少しずつ食べさせるようにしましょう。

　ここで大切なのは、いろいろなものを混ぜて食べさせないこと。離乳食というと薄味がいいと思う人もいるようですが、脳に味をインプットしていくわけですから、はっきりした味、しっかりした味を教えることが大切です。ドレッシングやマヨネーズなどを使わずに、トマトならトマト、キュウリならキュウリだけを与えます。単体の味を脳にインプットさせ、その情報量を増やしてから混ざったものの味を加えた方が、脳の情報は整理されやすくなるのです。

　この時期になると、積極的な手づかみ食べが始まります。この手づかみ食べの行動は、人間の複雑で精巧な行動の発達において、非常に重要な意味を持ちます。

　具体的には、以下のような訓練をしているのです。

・視覚がとらえたものを、腕を伸ばし、指と手のひらの感覚でしっかりとつかむ（目と手の関係）
・手首を180度回転させながら、手のひらを口元まで引き寄せる（口と手の関係）
・口を開きながら握っていた手も開こうとする（口唇と指先の関係）
・小指側から開きながら手首に力を入れる（手首のコントロール、小指と口唇の関係）
・手から口への感覚の受け渡しによって、手に持っているものを口の中に

第3章：胎児・乳児の口腔機能の獲得
氏家賢明

送る

これらがワンセットになったスムーズな感覚運動をこの時期に獲得し、その後に手と道具との関係づくりが始められるのです。

人間が人間たる所以といってもよい、「道具を使う」という行動獲得のスタートなのですが、「歩行」や「言葉」のように特徴的ではないため見過ごされがちです。

このように手づかみ食べは正常な発育過程において、欠くことのできない重要なステップです。それを大人の感覚で汚いとか、行儀が悪いとかの判断で控えることなく、存分にさせてあげていただきたいと思います。

7〜8カ月頃

偏食の始まる時期です。好き嫌いも発達過程のひとつです。偏食が出てきたら、機能が発達してきていると安心してよいでしょう。「偏食が出てきた。良かった！」と喜んでよいのです。

9〜11カ月頃

すでに咀嚼は十分に始まっていると思いがちですが、この頃が本当の意味での、食欲の表出と摂食の咀嚼の始まりの時期に当たります。

この頃になると歯が生えてきます。その歯の使い方を覚える時期なのです。

前歯は前歯の、奥歯は奥歯の使い方を覚えていきます。先に生えてくる前歯を上手に使うことが、奥歯を上手に使うことにもつながります。

奥歯に舌が食物を持っていく動きをうまく獲得できない場合、前歯が２本ぐらい生えてきた生後６カ月、遅くとも７カ月頃に手づかみ食べをさせていなかった可能性があります。
　またこの時期になると、食べる意欲というものが出てきます。こぼしたり、汚したり、よだれを垂らしたり、いつまでも食べたがったりしますが、それをむやみに押さえつけないことが大切です。今は、食べたいという意思、おいしいと思う気持ちを作る大事な時期です。そのことが将来、自分でしたいこと、やりたいことを見つけていく、生きる力につながるのです。
　自分の意思を伝えることを覚えさせたり、もっと食べたいという要求をうまく引き出すためには、お代わりを教えるとよいでしょう。少なめによそい、もう少し食べてみたいという意欲を親に伝え、お代わりをすることで、お腹も気持ちも満たされるのです。楽しい食事は食欲中枢を刺激し、食欲という意欲が発達していきます。
　また、この時期は、手を使ったり道具を使ったりする能力を作る、大切な時期でもあります。つかまり立ちができるようになるからです。立ち上がるということは、重力に逆らうことです。二足歩行の人間は重力に逆らって生活する動物ですが、その重力に逆らって生きる基礎を作るのがこの時期なのです。運動と感覚のバランス作りの大事なスタート地点ということです。
　つかまり立ちができるようになると、目線が高くなります。すると視野が急激に広がり、いろいろなものに興味を持つようになり、あれを見てみよう、覗いてみよう、やってみよう……と、何でもやりたがるようになります。
　また、何でも貪欲に吸収する時期なので、あまり喋らなくなります。発達が見えにくいだけで、この時期は感覚運動のメカニズムを統合させるスタートに立った時点であり、人間形成の基礎を作る時でもあるのです。

第3章：胎児・乳児の口腔機能の獲得
氏家賢明

1歳頃

　この頃になると、自己主張がよりはっきりしてきます。食べ物でも好き嫌いが強くなります。好き嫌いといえば天敵のような扱いで、周りの大人たちは心配しがちです。しかし、好き嫌いがはっきりしてくるということは、人間としての自己主張が出てきたということですから、むしろ喜ばしいことなのです。

　嫌いなものが出来る時期と好きなものが出来る時期はどちらが早いと思いますか？　嫌いなものが出なければ好きなものが出ません。子どもに好き嫌いがあるからといって、不安になる必要はありません。嫌いなものがあるということは、好きなものがあるということですから。

2〜3歳頃

　この時期になると、道具を使えるようになってきます。それまでに手づかみ食べを十分にすると、目と手と口の協応が五感の発達を促し、それにより、道具がうまく使えるようになるのです。

　手づかみ食べの時期を過ぎたら、フォークに刺して食べることが、道具を最初に使う良い練習になります。フォークは、舌の横動きや咀嚼を作る動きを作りやすい道具だからです。まずは、フォークに刺して口に持っていってあげた食物を、口で挟んでグーッと引き抜く練習から入ります。刺す練習はその後です。口元が先で、手の使い方は後の方がうまくいくのです。

　口の機能が手の使い方を誘導してくれるため、口の機能を先に練習し、

その後、スプーンを使ってすくう練習に入るとよいでしょう。
　箸は道具の中では、一番複雑な動きを必要とするため、練習は最後でよいでしょう。その後、またフォークに戻ると、以前よりしっかりと刺して十分に咀嚼ができるようになっていたりします。無理に箸を使わせようとしたりせず、この時期は子どもの食べやすいもの、使いたいものを使わせてあげるのが一番です。

　以上、口腔機能の発達は、全身の発達にも大きく関わっていることを理解していただけたことと思います。
　発達の時期は個人差がかなりあるため、周りの子どもと比較して一喜一憂しないことです。ただ、発達のスピードに差はあっても、発達の順序に狂いはありませんので、ぜひ注意深く観察してみてください。

第3章：胎児・乳児の口腔機能の獲得
氏家賢明

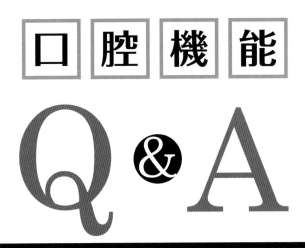

口腔機能を獲得する過程で起こりがちな問題の解決法について、Q&A方式で紹介します。

【小児編】

Q1 うまく食べられないのですが…

A 保育園や幼稚園で、「いつまでもクチャクチャ噛んでいるだけで、なかなか飲み込めない」とか、「噛みごたえのあるものが食べられない。食べたがらない」といった質問を受けることが増えています。

このような場合、前歯が生えてきた頃に、前歯をしっかり使う食べ方を十分しなかった可能性があります。そのため、形があって軟らかめのもので、持ちやすいものを与えてみてください。パンやソーセージ、チーズ、ソフトせんべいなどを、手づかみ食べさせるのです。意識して手づかみ食

べを促し、前歯をしっかり使うことを教えます。この機能が整うことにより、奥歯に物を持っていくことができるようになります。

　子どもに限らず、最近の若者たちの食事を見ていると、丸飲み傾向や、水やジュースなどで食塊を流し込むような食べ方が多いようです。そのような食べ方と、何となく舌足らずな話し方の多さは、無関係ではありません。食べ方は、体力、集中力、持久力、忍耐力……と、さまざまなものに影響を与えるのです。

Q 偏食が出てきて困っているのですが…

A　偏食は2歳ぐらいまでは心配ありませんし、3歳以降、好き嫌いがはっきりしていても、好きなものがある場合は問題ありません。好きと嫌いがわかることは個性の始まりで、選択する能力を生み出すという成長発達の表れだからです。

　2歳頃、同じものばかり食べたがるのは、まだ食域が広がらない時期だからです。食物の変化が少ない分、機能の発達を食物以外から得る必要があるので、器を変えたり、食べ方に変化を持たせてあげたりするとよいでしょう。

　同じ食物でも、少し大きめに切り、一口の取り込み方に変化を与えることが、咀嚼機能や言語機能の発達にも役立ちます。バナナなども食べやすいように小さくして与えるのではなく、自分で皮をむいたり、せんべいを袋から取り出したり、ちぎったり、折ったりしながら食べることが、目と手の協応の訓練に有効であり、咀嚼機能と言語機能の発達にもつながります。

第3章：胎児・乳児の口腔機能の獲得
氏家賢明

Q 発音が悪いのですが…

A　咀嚼力と発音とは深い関係にあります。口を閉じるということは、飲み込みができるということ、そして舌の安定が図れるということです。口唇・舌の機能が高まることで口が閉じられるようになり、閉じることにより口唇・舌の機能がより高まるという循環です。こうして、複雑な口腔粘膜と舌の運動が構築されていくのです。

　発音の悪い子どもは、たいてい口唇の閉じが弱いものです。言い換えると、咀嚼が悪いと言語機能に影響が出るので、咀嚼力をつけてあげることが重要になります。

　咀嚼力をつけるには、乳幼児から3歳ぐらいまでが大事な時期になります。食べやすいようにとドロドロしたものや細かくしたものを食べさせがちなのですが、この頃は形のあるもの、普段大人が食べているものの形を小さくしたものを与えるようにするとよいでしょう。

　ただし、形があるものと固いものは違います。単に固いものをあげるだけでは咀嚼力はつきにくいのです。軟らかくて形のあるものを与え、口唇と舌の動きを促すことで咀嚼力がつきます。

　口腔機能が障害により問題を抱えることもあります。人間にとって早い時期に発達する機能は重要であるとともに、阻害された時のダメージも強く出る傾向にあります。例えば1歳前に何らかの病気で、口の中に2〜3週間チューブを入れた時期がある子どもの場合は、口唇と舌の正常な発育が阻害されたために、発音障害や咀嚼障害が出ることがあるので、口唇や舌の動きを訓練してあげるとよいでしょう。

　口腔機能の獲得は、妊娠中から始まります。母乳時期、離乳期は特に大事な時期で、咀嚼や言語に問題があったら、母乳時期、離乳期の発達

段階にさかのぼって練習を促してみることをお勧めします。

Q ダウン症による言語障害は改善しようがないのでしょうか？

A　ダウン症の子どもを見ると舌が出ていることがわかると思います。これはダウン症だから舌を出しているのではなく、この病気の特徴である筋力の弱さが原因です。そのため、舌のようにほとんどが筋肉で出来ている部位には、顕著にその弱さが出て、舌を正常な位置に留めておくことができないのです。そして、言語障害も、筋力の弱さの結果です。舌に力をつける方法には、摂食指導やリハビリテーションブラッシング（41ページに一部紹介）などがあります。

　頬が硬くて厚い子ども、口唇の使い方がうまくいかない子どもに、頬のストレッチや舌尖へのアプローチ中心のリハビリテーションブラッシングを行うと、呼吸が上手になり、発声が出てきて、ガラガラうがいが上手になったり、よだれが止まったり、食べることが上手になったりします。

　食べる意欲はあっても、舌の機能が弱いためうまく食べることができないという場合、それを改善するには、食べるものを咀嚼しやすいものにしてあげるのもひとつの方法です（大きいトマトを切るよりは、プチトマトを半分にするなど、取りやすく、噛みやすい形にする）。

　手づかみ食べを考えてみてもいいでしょう。というのも、ダウン症の子どもは手と口の協調がうまくできないので、食事は手と口の協調を作り上げる良い機会となるからです。その際、ぐちゃぐちゃしたものは食べにくいばかりでなく、手でもつかみにくいので、食べやすい形とともに、手でつかみやすい素材にすることも大切です。

【高齢者編】

Q 高齢の親の食が進んでいません。
きざみ食、とろみ食を考えるべきでしょうか？

A 何らかの理由により、普通食が食べられなくなると「きざみ食」、それがうまくいかなければ「とろみ食」。最近では、「ソフト食」というのもよく聞きます。そして最後は「経管栄養」に。これが一般的な考え方です。でも、できるなら本人はもとより家族もそうならないことを強く願っていると思います。

専門家かどうかに限らず、きざみ食、とろみ食、ソフト食、流動食にする理由を聞くと、「嚥下が……」「咀嚼が……」「誤嚥が……」と決まった答えが返ってきます。

しかし、そのようなステレオタイプの考え方が、介護される人の可能性を奪っている可能性があります。

きざみ食は口の中で散乱しやすいため、舌の運動を活発にできない人には食べにくく、嚥下もしにくくなってしまいます。また、きざむことで食物のサイズが小さくなりすぎて、口腔内の感覚刺激が足りずに咀嚼運動を起こしにくい状態になるため、舌に必要以上の力が加わり、滑らかな動きが出にくくなる場合があります。そのため、唾液の分泌も悪くなり、食塊形成に時間がかかったり、咀嚼力を引き出せずに、かえって嚥下に時間がかかったり、むせやすい状態になったりするのです。

それに加え、必要以上に舌に力が入ることで、逆に唇に力が入りにくくなります。そのため、口呼吸となり、空気も一緒に入り込むため、これも

むせの原因になります。

　良いと思われているきざみ食でも、人によってはむしろ負担が多くなってしまう可能性があるのです。本人にとって何がつらく、問題になっているものは何なのか。その原因は何なのか。絶えずそこを考えて対処することが重要です。第1章で紹介されている姿勢の問題などを気にすることから始めてみるのがよいでしょう。

Q 誤嚥性肺炎を防ぐため、経管栄養を勧められているのですが…

A　何らかの理由により経管栄養になった場合、いつまで入れておくのか、いつどのような状態になったら外せるのか、外す時はどのようにして外していくのか、その時はどんなことに気をつけていけばよいのかと、さまざまな問題も生じてきます。

　基本的に、経管栄養はあくまでも一時的なものです。栄養補給を目的として使用されていますが、口腔機能を衰えさせ、自ら摂取する能力まで失わせることを理解し、医療関係者はチューブを外すことに真剣に取り組まなければならないと考えています。

　脳梗塞や脳卒中の後遺症で麻痺を伴う場合が多いのも、高齢者の問題のひとつです。片麻痺がある場合、手足の麻痺だけでなく、口の中にも麻痺があるものです。

　「麻痺があるから○○ができない」「麻痺があるために○○がおかしい」「麻痺だから仕方がない」と考えずに、「どうしたら○○できるようになるのか……」と考え続けて対応することが望ましいのではないでしょうか。

第3章：胎児・乳児の口腔機能の獲得
氏家賢明

第3章まとめ

　第3章では、胎児から始まる各器官の発達についてまとめました。その過程で、いかに口の発達が全身の発達と連携しているかを理解していただけたのではないでしょうか。

　口の機能だけを考えても、早い時期に発達する機能ほど重要で、発達の阻害が早期の段階に起こるほど、その後の問題は大きくなります。

　ここで大事なことは、発達のスピードに個人差はあっても、発達の順番に違いはないということです。発達途上の子どもでも、障害を抱えた子どもでも、問題が起きている機能そのものに目が行きがちですが、それより以前の段階に問題があるのです。それを見つけて対応することが大切で、そのためには「できているところを見る」というのも重要なポイントです。それは病気や年齢により機能が低下した高齢者であっても同じです。

　無理をしない、がんばらせない、諦めない、待つということがとても大切です。「障害があるから仕方がない」と諦めないで、口からの適切なアプローチを行うことを通し、全身へのアプローチを試みることが、人間らしい生活を取り戻すためにも必要なことだと考えています。

（氏家賢明）

〔参考文献〕
柴田浩美『柴田浩美の摂食の基本と口腔のリハビリテーションブラッシング』医歯薬出版、2004
柴田浩美『柴田浩美の高齢者の食事介助を考える』医歯薬出版、2002
柴田浩美『柴田浩美の高齢者の口腔ケアを考える』医歯薬出版、2003
柴田浩美「高齢者の摂食問題と口腔ケア」、大阪歯科保険医新聞「研究講座」連載、平成11年2〜6月
Dominick P. Purpura, Leitmannova Liu, *Growth and Maturation of the Brain*, ELSEVIER,1964
三木成夫『内臓のはたらきと子どものこころ』築地書館、1982
林正寛『生きること、伝え合うこと』創文社、1997
二木武、帆足英一、川井尚、庄司順一 編著『新版 小児の発達栄養行動―摂食から排泄まで／生理・心理・臨床』医歯薬出版、1995
富沢美恵子ら『食べる』新潟大学大学院医歯学総合研究科、2002

あとがき

■ 摂食研究会が発足して早20年を迎えた節目に、本書を出版することができました。日本歯科新聞社様から本書の出版企画についてお話をいただいた時、初めは私たちには荷が重いのではとの思いがあったものの、ぜひ協力させていただきたいと、役員を中心とした編集委員会を設け、これに取り組んできました。

摂食研究会は、栃木県内の障害児施設や養護学校、医療機関などで摂食の問題に取り組んでいる現場職員たちからの「勉強会」を望む声に応えるため、柴田浩美先生を中心とした多職種有志により1994年に発足しました。

主に定例会と摂食研究大会を開催し、定例会では、会員が関わる摂食事例の検討を中心に会員同士で意見交換を行い、柴田先生から指導や講話を受けてきました。事例説明の際、悩んでいた会員から、後日、「問題が改善した」と経過報告があった時に会員一同喜び合ったことが印象に残っています。摂食研究大会の方は、外部講師による講演のほか、会員が関わる摂食指導事例の発表を軸に柴田先生からの総括コメントが入る内容で、摂食に関わる大勢の方に参加いただき盛況だったことが思い出されます。

2003年12月、柴田先生が急逝されてから、あらためて私たち会員はいかに柴田先生に頼っていたかに気付かされました。会員一同、柴田先生の教えをもとに研究会を続けていきたいとの思いを確認、柴田先生の夫である柴田健次氏が事務局を引き受けてくださることにもなり、柴田先生の遺された貴重な事例や講演の映像などを活用させていただく勉強会を開催し、現在に至っています。

この勉強会は、会員だけでなく一般参加者とともに学べるよう公開で開催するようにしています。2012年1月開催のミニ公開講座＝ビデオ学習＆実習「やさしい食事介助」……この時、日本歯科新聞社の水野麻由子様が体験取材されたことがご縁となり、今回の出版につながった次第です。

最後に、編集作業に力を注いでくれた委員たちや事務局を労うとともに、今回の出版に際し、このような機会を作ってくださった日本歯科新聞社様に、特段の感謝を申し上げ、あとがきとさせていただきます。

摂食研究会会長　佐藤淳一

■ この度、摂食研究会が協力させていただく形で本書の出版が実現することになり、これを企画・推進された日本歯科新聞社様には大いに感謝しております。

障害児・者や高齢者の口や食の問題に関わってきた柴田浩美(摂食アドバイザー／歯科衛生士)が、保育士、看護師、管理栄養士、養護学校教員、歯科衛生士など、栃木県内の各現場においてこれらの問題に直面している関係職種からの期待に応え、数年越しの準備のもと、有志と立ち上げたのが摂食研究会(1994.発足)です。

柴田浩美はその他に、専門誌への執筆や全国各地での講演など依頼を受けての活動、さらには自ら研修会開催に取り組むなど、さまざまな形でその情熱を注いできました。ところが、徐々に自身の体調と相談しながらの対応となり、2003年暮れに急逝。私自身はそれまで、柴田浩美の仕事の世界には直接関与することのない、夫の立場でしかなかったものの、これを契機に、摂食研究会の事務局担当となりました。

浩美が遺した講演等映像記録の管理も私個人に託された大きな役目。それをもとに冊子化や映像編集なども進めていますが、特に映像については、摂食研究会のその後の活動「ビデオ学習」などにおいて、積極的に活用されています。今回、役員たちが中心となって関わった本書(第1章)においても、少しは参考にしてもらえるところがあったかもしれません。

2002年、摂食アドバイザーの名のもとにまとめた自著『柴田浩美の高齢者の食事介助を考える』(医歯薬出版)の書き出し部分で、浩美はこんなことをいっています。

「毎日、当たり前に食べている私たちの"食べるメカニズム"とは何なのか？（中略）……考えれば考えるほど不思議でならない……」。

講義、講演等を行う際、いつもこの種の言葉が冒頭にあったように記憶します。

人間として重要な行動のひとつ ……食行動が、口はもとより、口以外の諸機能の働きやその他多くの関係により成り立っていることについて、本書によりあらためて気付いていただくことにつながれば幸いに思います。

摂食研究会事務局　柴田健次

■ 当時、小社発行の月刊誌で連載を執筆中だった氏家賢明先生から、「介助に苦労している患者さんに、介助が楽になるコツを教えてあげたいと思っている。2人一組の方が教えやすいから一緒に講習を受けないか？」とお声がけいただいたことが、この本を作るスタートとなりました。水、ヨーグルト、コップ、スプーンなどを使った診療室での簡単な講習であったにもかかわらず、自分の中にある摂食・嚥下のメカニズムの深さに、ショックを受けました。

その流れで、栃木県宇都宮での摂食研究会主催の公開講座にも参加させていただき、そこで受けたお弁当を使った研修に、さらに大きなショックを受けました。

「食」の場を今よりずっと豊かにできるこのような知識を、もっと多くの方に知ってほしい！と気持ちがはやり、摂食研究会会員のみなさまに「もっと全国で研修会をされては？」と説得しては、「亡き柴田浩美先生と同じような指導はとてもできない」と謙虚に断られ続け、諦めかけた頃、本にまとめる形でご承諾いただくことができました。

現場で摂食・嚥下の指導に携わっている会員のみなさまは、知識が豊富なだけでなく、まじめで、笑顔で、相手の立場に立つことに常に心を砕いていて、学ばされることばかりでした。

大野康先生には、研修会の場や取材を通し、介助される側の人の「尊厳を大切にする」というとても大切なことを教えていただきました。

また、東京と宇都宮という距離、そして予算のない中で出版にこぎつけられたのは、柴田浩美先生の夫である柴田健次氏が、会員の方と編集部との間に立ち、実に細かい配慮の下、調整役を務めてくださったおかげです。打ち合わせの時には、いつもおいしいお菓子を用意してくださったことも、楽しい思い出です。

写真のモデルをがんばってくれた子どもたち、心のこもった手作り料理のランチを用意してくださっていたそのご家族の方々、打ち合わせ時に食べる・飲むの体験を楽しみつつ、すてきなイラストを描いてくださった関口さん、その他、本当にたくさんの方にご協力いただいて、この本は完成しました。みなさまに、心より感謝いたします。

2章は、断続的に2年間かけて、楽しみつつ、調べてまとめました。本書を通し、食べる・飲むメカニズムの面白さを、一人でも多くの方に知っていただければ何よりです。

　　　　　日本歯科新聞社「食べる・飲むメカニズム研究班」代表編集員 水野麻由子

> 協力団体・著者等プロフィール

摂食研究会（栃木県宇都宮市）
柴田浩美氏が、栃木県内の障害児施設や医療機関、養護学校などの現場において摂食の場面に関わりがある多職種関係者らとともに1994年に立ち上げたもの。現在は他県居住者も含めた会員による定期的な勉強会や、一般参加者も含めたミニ公開講座などを開催。
【本書編集スタッフ】佐藤淳一会長（社会福祉士）、飯田悦子（管理栄養士）、木滑シズ子（保育士）、菅谷三智代（保育士）、髙野陽子（保育士）、辻律子（歯科衛生士）、手塚由美子（歯科衛生士）、山口てる子（保育士）

柴田浩美（1950～2003）
摂食アドバイザー／歯科衛生士。障害児との関わり方について、アメリカのコロラド州立大学ボルダー校やペンシルバニア州フィラデルフィアの専門家のもとで、3年間研修留学。約20年にわたり障害のある子どもから高齢者までの摂食や口腔リハビリに関し、本人と家族に対する個別指導を行っていたほか、関係職種（看護師、栄養士、歯科衛生士、保健師、歯科医師、保育士、介護福祉士など）に対して幅広く研修や講演を行っていた。
【著書】『食べる力をとりもどす―摂食障害へのアプローチ』（雲母書房）、『柴田浩美の高齢者の食事介助を考える』『柴田浩美の高齢者の口腔ケアを考える』『柴田浩美の摂食の基本と口腔のリハビリテーションブラッシング』（医歯薬出版）ほか

氏家賢明
東京都港区開業・歯科医師。日本大学歯学部卒業。歯学博士。噛み合わせと全身との関連を考える会副会長。柴田浩美氏の研修、講演会のほか、障害者・高齢者の施設において実地指導を受けた。

大野　康
埼玉県飯能市開業・歯科医師。埼玉県飯能市生まれ、東北大学歯学部卒業、同大学院歯学研究科修了（口腔病理学）。1995年より柴田浩美先生から口や食の関わりについて学び、歯科診療所を地域医療・地域保健・地域福祉の拠点にして、「口から始める地域づくり」を展開している。

発生学、摂食・嚥下の現場、関連研究から学ぶ
食べる・飲むメカニズム

■ 著　者	摂食研究会／氏家賢明／大野康／日本歯科新聞社「食べる・飲むメカニズム研究班」	
■ イラスト	関口紀子（http://www.noriette.com）	
■ 発　行	2015年2月19日	
■ 発行者	水野純治	
■ 発行所	株式会社 日本歯科新聞社	
	〒101-0061　東京都千代田区三崎町2-15-2	
	Tel 03(3234)2475／Fax 03(3234)2477	
■ 印　刷	株式会社 平河工業社	ISBN978-4-931550-38-4　C3047

※乱丁・落丁本はお取替えいたします。
※本書内容の無断転載、デジタル化は、著作権上の例外を除き禁じられています。